上海市社区教育系列教材

有医说医：
生命健康

七堂课（第四辑）

名誉主编　范先群

总主编　马延斌　张　峻

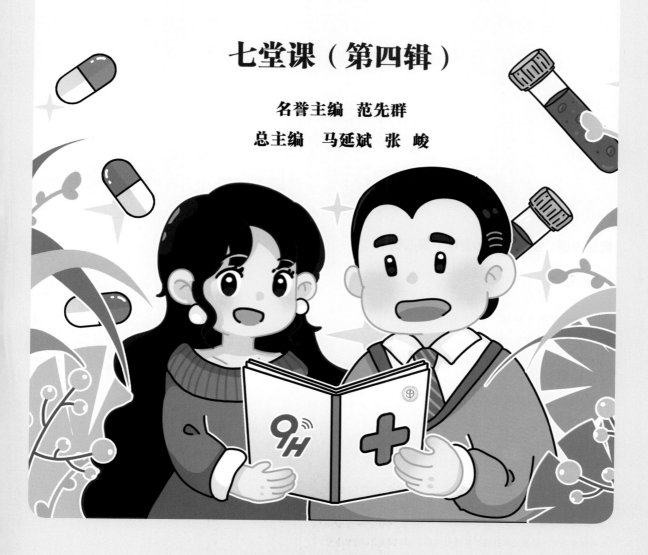

上海科学技术出版社

图书在版编目（CIP）数据

有医说医：生命健康七堂课. 第四辑 / 徐英主编.
上海：上海科学技术出版社，2024.10. -- ISBN 978-7-5478-6783-9

Ⅰ．R4-49

中国国家版本馆CIP数据核字第20249Z429D号

有医说医：生命健康七堂课（第四辑）

主编 徐 英

上海世纪出版（集团）有限公司
上 海 科 学 技 术 出 版 社 出版、发行
（上海市闵行区号景路159弄A座9F-10F）
邮政编码201101 www.sstp.cn
上海普顺印刷包装有限公司印刷
开本787×1092 1/16 印张7.25
字数40千字
2024年10月第1版 2024年10月第1次印刷
ISBN 978-7-5478-6783-9/R·3082
定价：88.00元

编委会名单

名誉主编	范先群			
总 主 编	马延斌	张 峻		
专家委员会 （按姓氏笔画）	乔 洁	杨 驰	胡振雷	姜 斌
	姚 原	贾仁兵	谢 挺	
主 编	徐 英			
副 主 编	周荻然			
主编助理	奚荣佩	谈 争		
编 委 （按姓氏笔画）	左 妍	吉双琦	吕春璐	刘轶琳
	宋琼芳	陆晓尉	陈 静	陈里予
	陈斯斯	周文韵	唐闻佳	陶婷婷
	黄杨子	潘嘉毅		

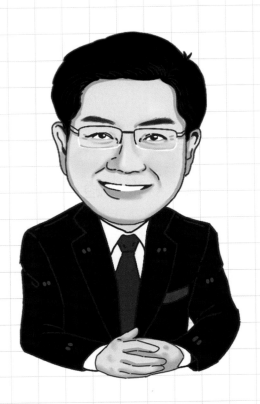

中国工程院院士范先群

科普漫画 图文并茂

深入浅出 增智赋能

签名：范先群

2024 年 9 月

前言

科技创新新征程，漫画科普再助力

习近平总书记指出："科技创新、科学普及是实现创新发展的两翼，要把科学普及放在与科技创新同等重要的位置。"新发展阶段下，医学科普已成为评价临床科技创新转化成果的一部分，新的治疗方法赋能下的健康传播成为提升公众健康意识的有效途径。

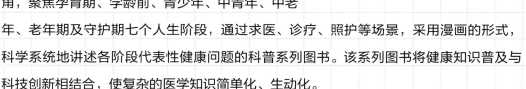

上海交通大学医学院附属第九人民医院（以下简称"九院"）积极响应国家号召，把医学科技创新作为高质量发展的主战略。同时，近年来，连续编写出版多系列、多部科普书。《有医说医：生命健康七堂课》是以不同年龄层的家庭人物为故事主角，聚焦孕育期、学龄前、青少年、中青年、中老年、老年期及守护期七个人生阶段，通过求医、诊疗、照护等场景，采用漫画的形式，科学系统地讲述各阶段代表性健康问题的科普系列图书。该系列图书将健康知识普及与科技创新相结合，使复杂的医学知识简单化、生动化。

《有医说医：生命健康七堂课》第四辑中的《孕妇遇上"甲减"怎么办》，为大家生动讲解了什么是自身免疫性甲状腺病，甲状腺疾病患者如何平安度过孕期的医学知识；《宝宝眼里有"光"，要警惕肿瘤》则通俗易懂地阐述了小儿视网膜母细胞瘤这一疾病，还融入讲解了九院眼科开展的经眼动脉超选择介入化疗这一创新技术；《会改变脸型的颞下颌关节盘移位》不仅为读者深入浅出地分析了什么是颞下颌关节盘移位等问题，还向读者简要介绍了九院在国际上创新性开展的"关节－颌骨－咬合"整体化联合治疗模式。另外，本辑漫画书中关于中青年主动脉夹层、中老年下肢静脉性溃疡、老年人肿瘤物理治疗及守护期癌痛照护的几堂课都紧贴生活，并将相关的医学前沿理念和创新技术融于图文之中，值得大家学习和分享。

"没有全民健康，就没有全面小康。"在全面建设社会主义现代化国家新征程上，健康是人民幸福和社会发展的基石。九院科普团队将继续携手并进、共同努力，通过健康科普，助力增强公众的健康素养和意识，提高民众对医学创新的认知度和参与度；通过健康科普，促进临床科研和公众交流，在临床研究全过程中呈现出医学科普的创新文化。

（上海交通大学医学院附属第九人民医院党委书记　马延斌 ）

签名：

2024 年 9 月

目录

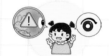
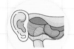

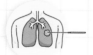

1

孕育期

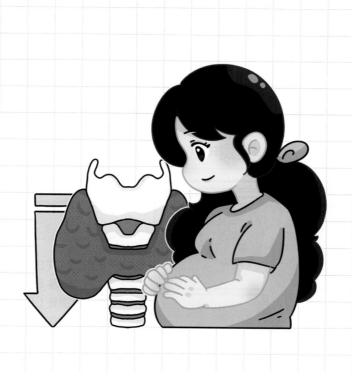

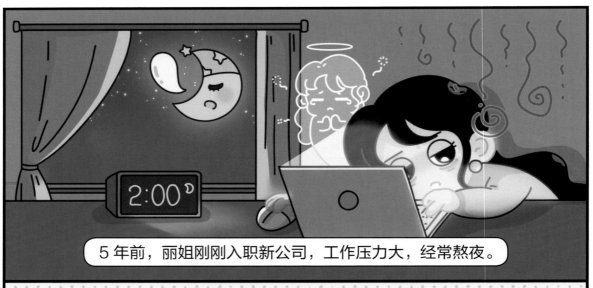

5年前，丽姐刚刚入职新公司，工作压力大，经常熬夜。

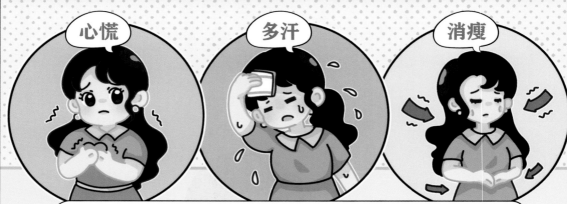

心慌　多汗　消瘦

渐渐地，她经常感觉心慌，容易出汗，体重也逐渐下降了。于是，她到医院检查，结果发现甲状腺功能亢进。

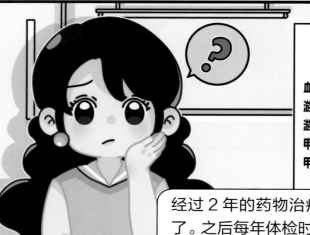

检 验 报 告

血清促甲状腺激素（TSH）　　　　xxx　−
游离四碘甲状腺原氨酸（FT$_4$）　　xxx　−
游离三碘甲状腺原氨酸（FT$_3$）　　xxx　−
甲状腺过氧化物酶抗体（TPOAb）　xxx　↑
甲状腺球蛋白抗体（TgAb）　　　　xxx　−

经过2年的药物治疗，丽姐的病情得到控制后停药了。之后每年体检时，她的甲状腺功能检验报告上，总会有1～2个项目显示向上或向下的箭头。

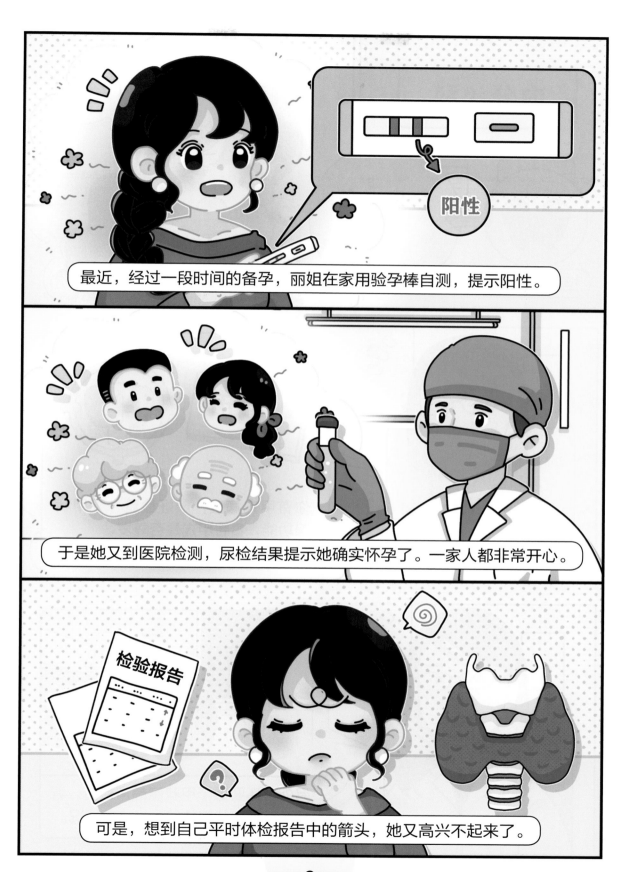

最近，经过一段时间的备孕，丽姐在家用验孕棒自测，提示阳性。

于是她又到医院检测，尿检结果提示她确实怀孕了。一家人都非常开心。

可是，想到自己平时体检报告中的箭头，她又高兴不起来了。

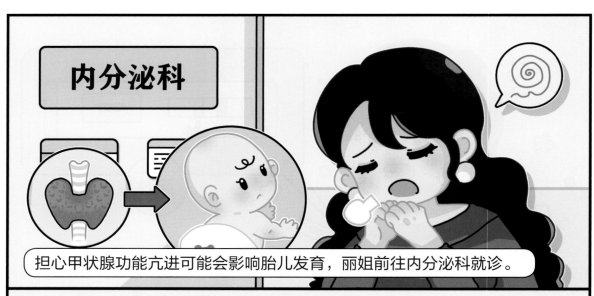

担心甲状腺功能亢进可能会影响胎儿发育，丽姐前往内分泌科就诊。

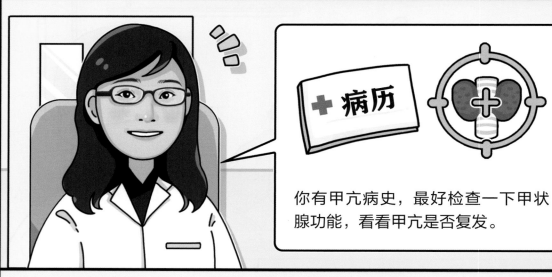

你有甲亢病史，最好检查一下甲状腺功能，看看甲亢是否复发。

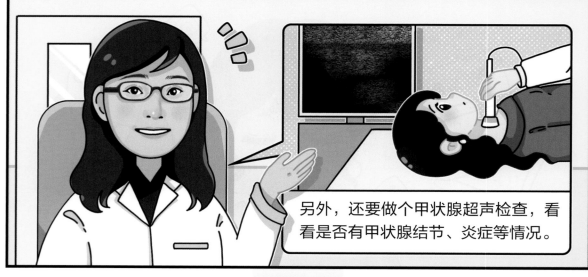

另外，还要做个甲状腺超声检查，看看是否有甲状腺结节、炎症等情况。

4

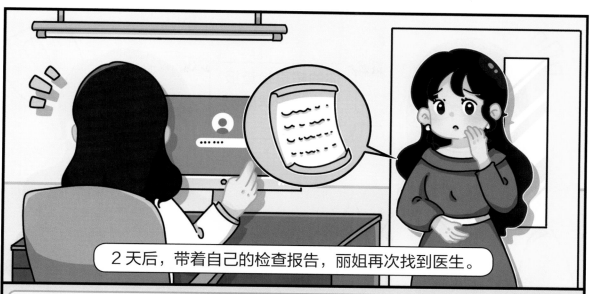

2 天后，带着自己的检查报告，丽姐再次找到医生。

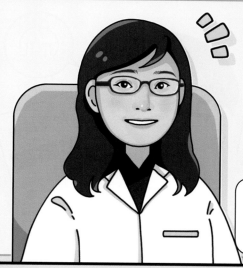

检验报告

TSH	xxx	−
FT$_4$	xxx	−
FT$_3$	xxx	−
TPOAb	xxx	↑
TgAb	xxx	−

你的血清 TSH、FT$_4$、FT$_3$ 水平在正常范围，但是 TPOAb 水平明显超标，达到 260 国际单位 / 毫升。

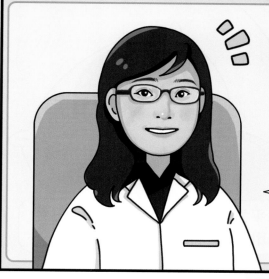

不过，也不用太担心。你的 TgAb 水平还在正常范围，应该不是甲亢复发。

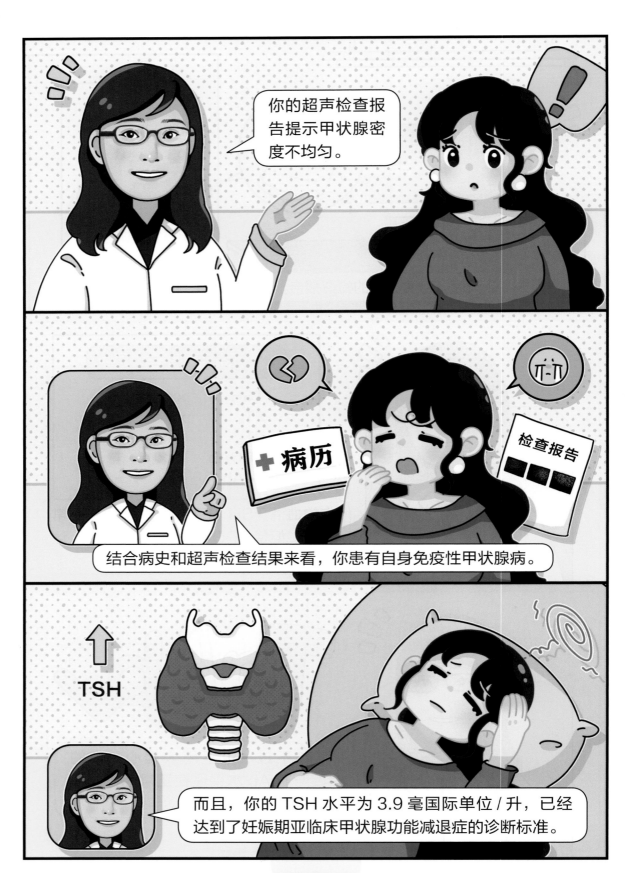

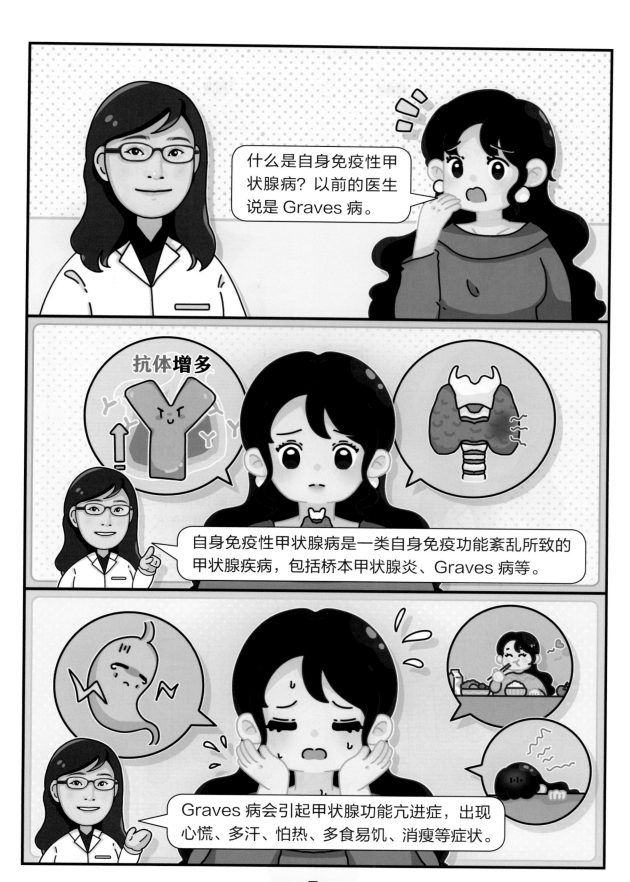

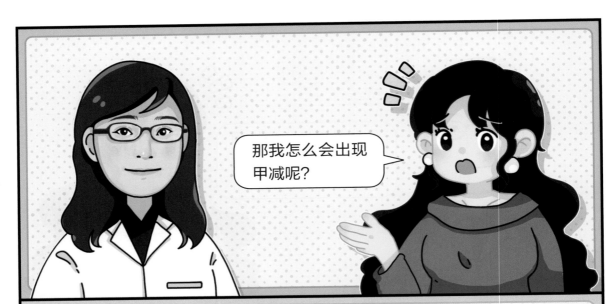

那我怎么会出现甲减呢?

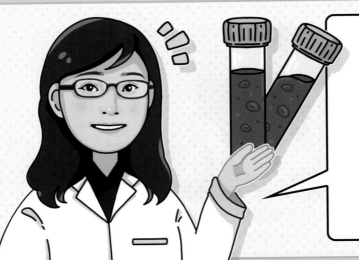

成人血清 TSH 正常范围为 0.3 ～ 4.5 毫国际单位 / 升。不同医院的正常值参考范围略有不同,上限可能为 4.8 毫国际单位 / 升、5.0 毫国际单位 / 升等。

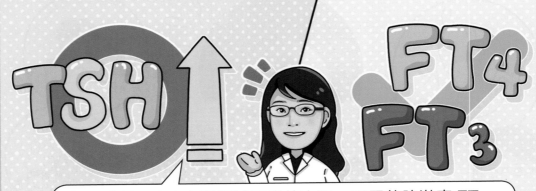

如果血清 TSH 水平超过正常值上限,而甲状腺激素 FT_4、FT_3 水平在正常范围内,可诊断为亚临床甲减。

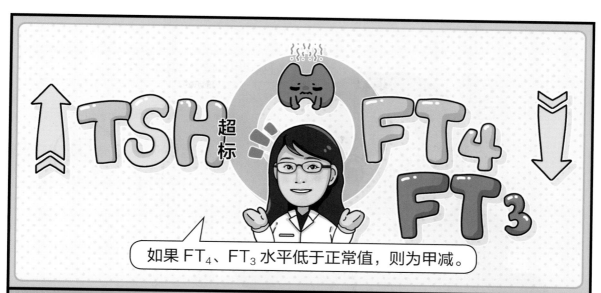

如果 FT_4、FT_3 水平低于正常值，则为甲减。

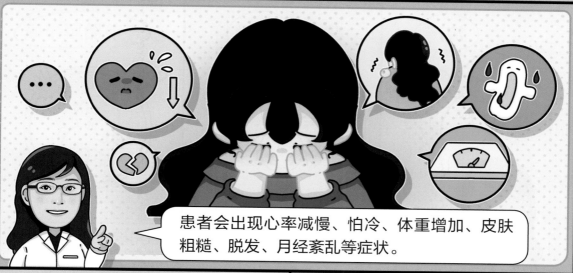

患者会出现心率减慢、怕冷、体重增加、皮肤粗糙、脱发、月经紊乱等症状。

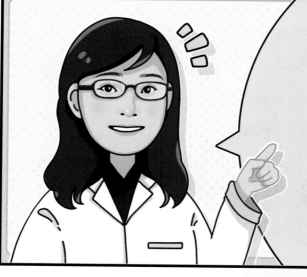

TSH

> 2.5mIU/L

孕妇的诊断标准不同，如果孕期TSH水平超过2.5毫国际单位/升，即可考虑为妊娠期亚临床甲减。

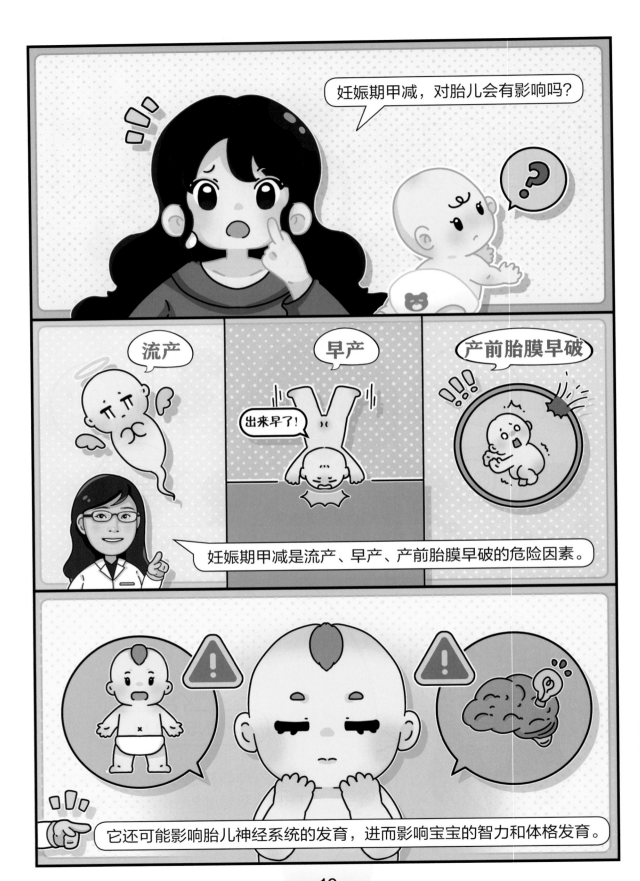

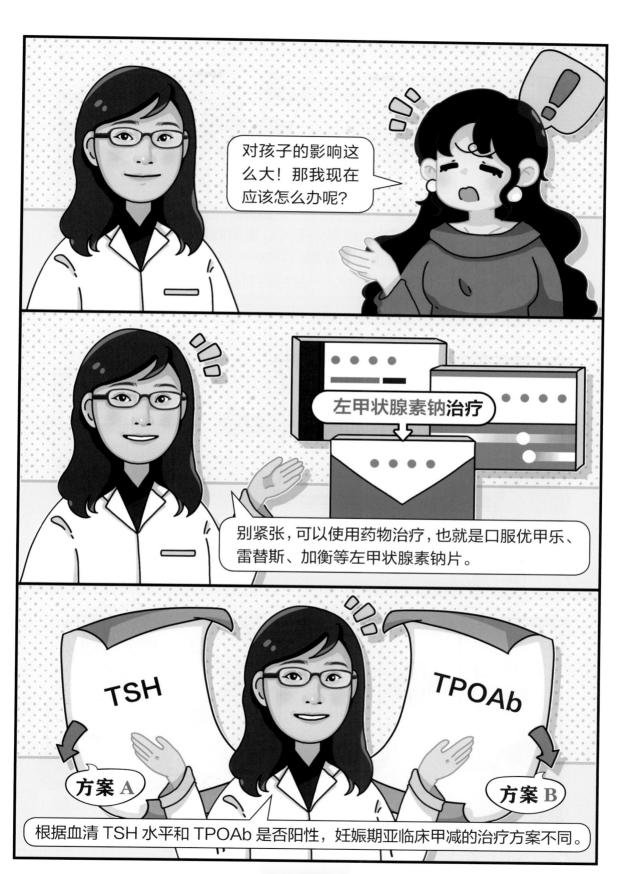

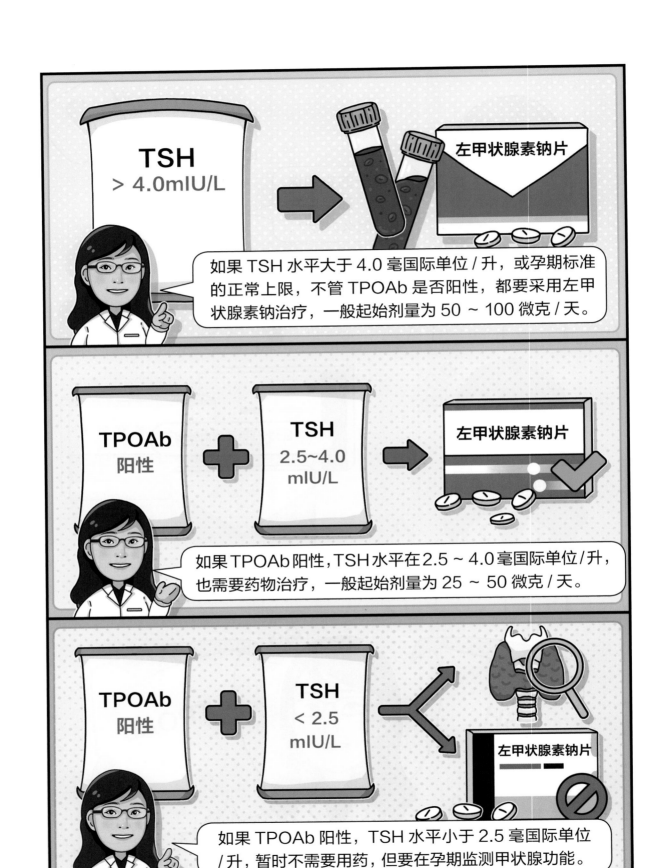

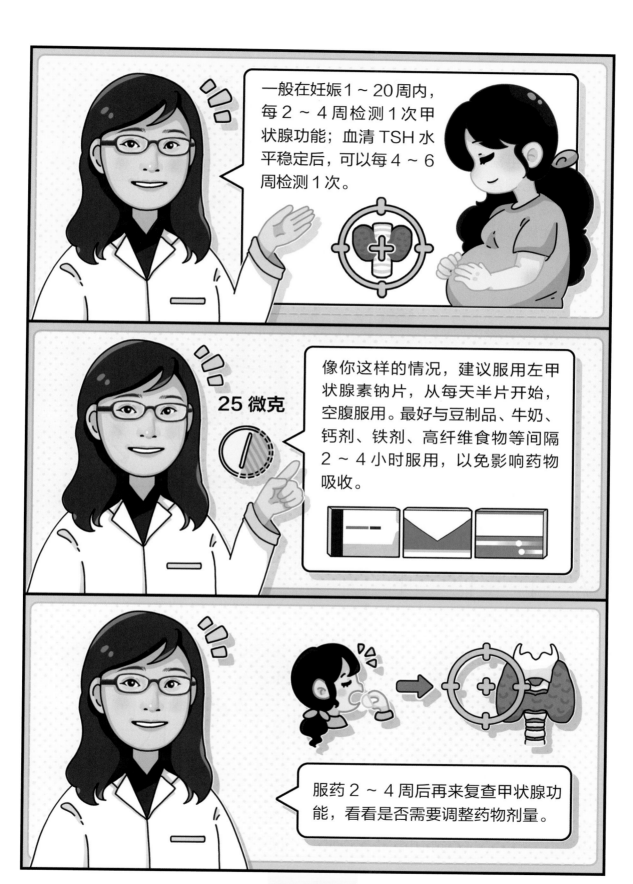

一般在妊娠 1 ~ 20 周内，每 2 ~ 4 周检测 1 次甲状腺功能；血清 TSH 水平稳定后，可以每 4 ~ 6 周检测 1 次。

25 微克

像你这样的情况，建议服用左甲状腺素钠片，从每天半片开始，空腹服用。最好与豆制品、牛奶、钙剂、铁剂、高纤维食物等间隔 2 ~ 4 小时服用，以免影响药物吸收。

服药 2 ~ 4 周后再来复查甲状腺功能，看看是否需要调整药物剂量。

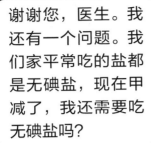

谢谢您，医生。我还有一个问题。我们家平常吃的盐都是无碘盐，现在甲减了，我还需要吃无碘盐吗？

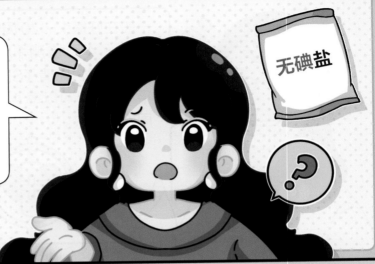

无碘**盐**

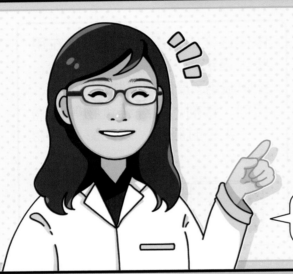

你不仅不用吃无碘盐，还要注意补充碘。

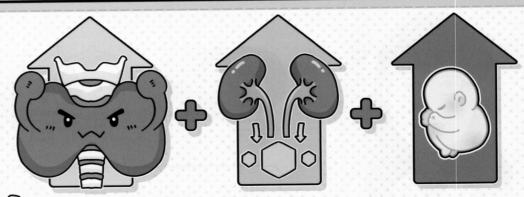

由于妊娠期甲状腺激素合成增加、肾脏碘排泄增加，以及胎儿碘需求增加，孕期应该注意碘的补充。

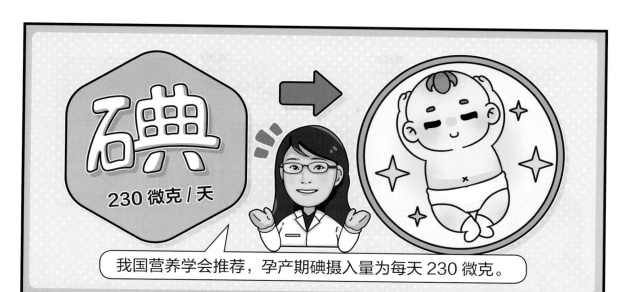

我国营养学会推荐，孕产期碘摄入量为每天 230 微克。

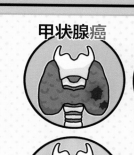

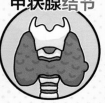

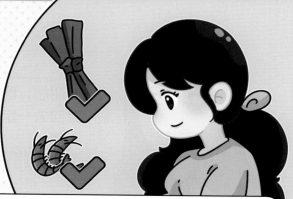

如果患有甲状腺疾病，比如自身免疫性甲状腺病、甲状腺结节或甲状腺癌等，怀孕后可正常食用一些富含碘的食物。

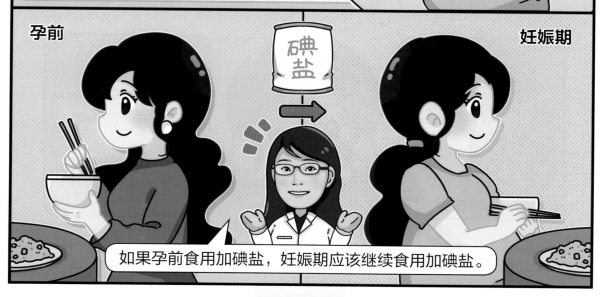

如果孕前食用加碘盐，妊娠期应该继续食用加碘盐。

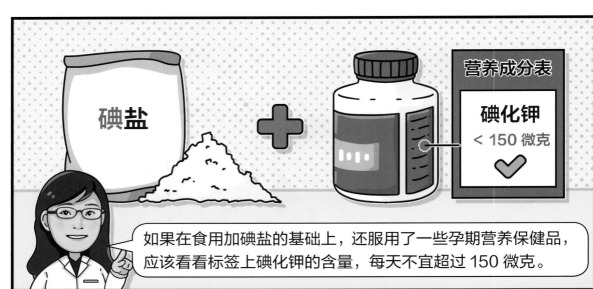

如果在食用加碘盐的基础上，还服用了一些孕期营养保健品，应该看看标签上碘化钾的含量，每天不宜超过 150 微克。

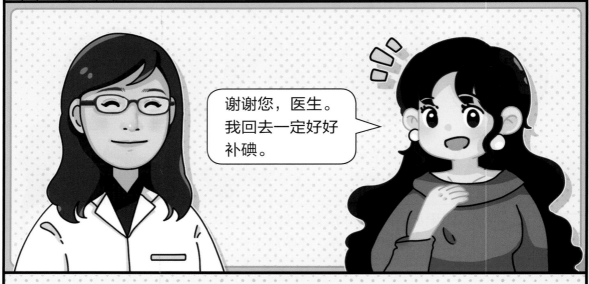

谢谢您，医生。我回去一定好好补碘。

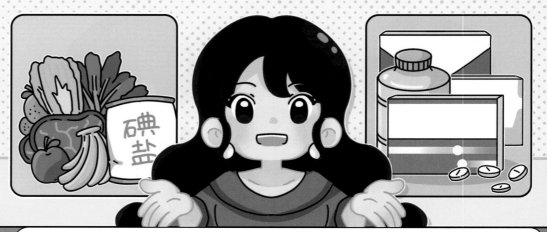

听了医生的话，丽姐心里有了着落，开始孕期的饮食调整和药物治疗。

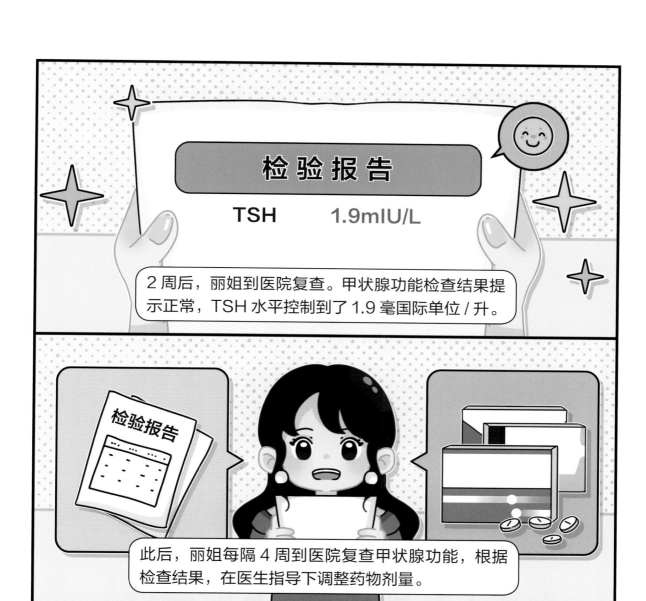

检 验 报 告

TSH   1.9mIU/L

2 周后，丽姐到医院复查。甲状腺功能检查结果提示正常，TSH 水平控制到了 1.9 毫国际单位 / 升。

此后，丽姐每隔 4 周到医院复查甲状腺功能，根据检查结果，在医生指导下调整药物剂量。

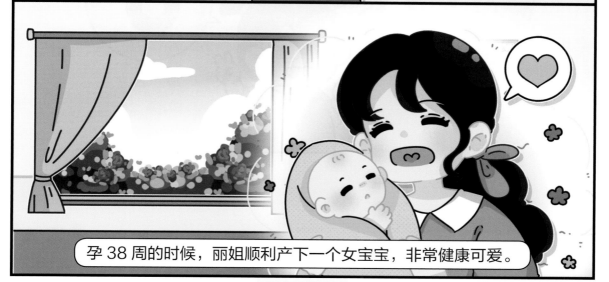

孕 38 周的时候，丽姐顺利产下一个女宝宝，非常健康可爱。

2

学龄前

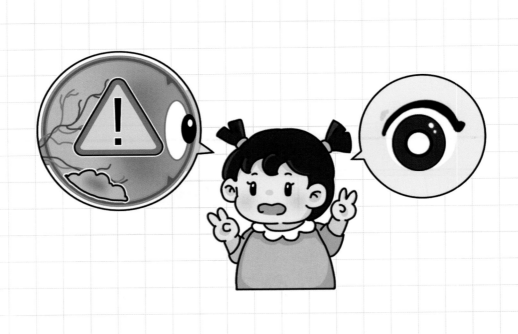

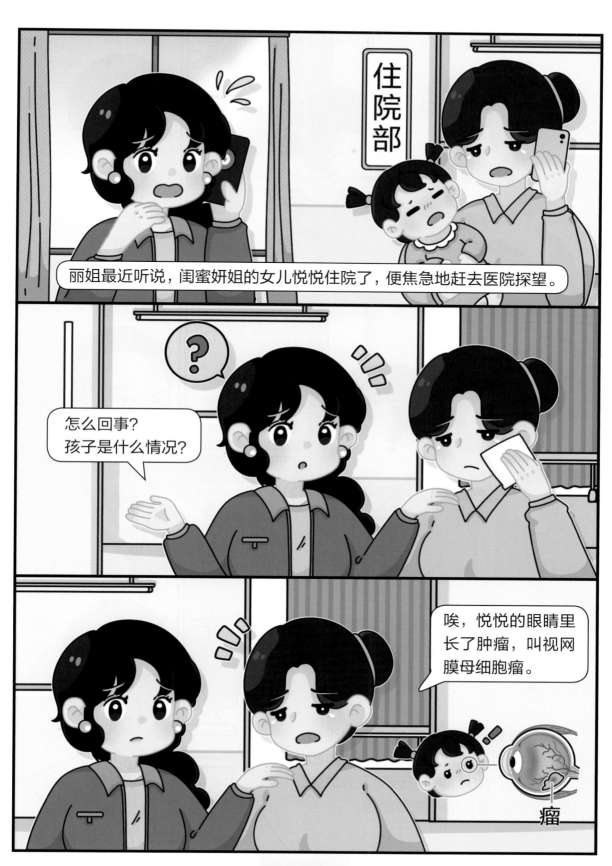

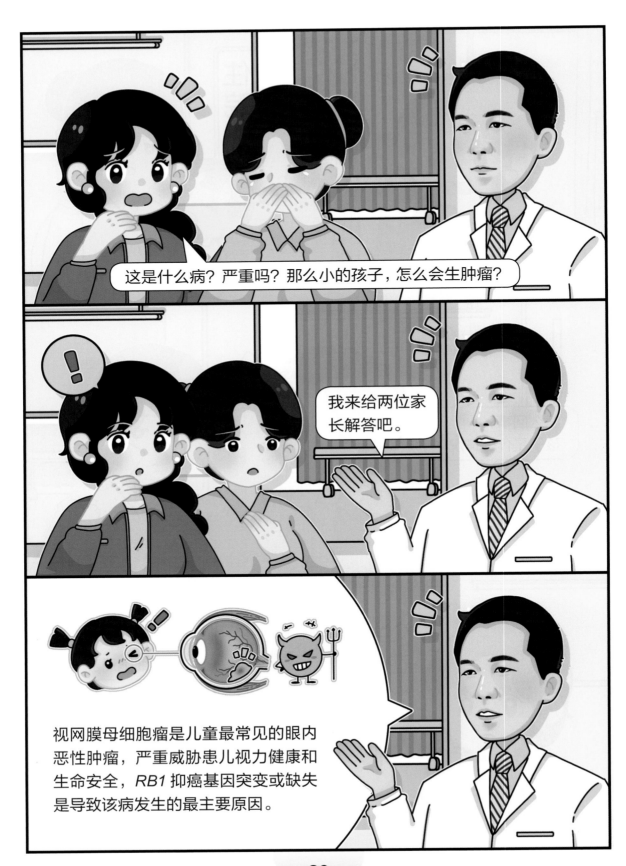

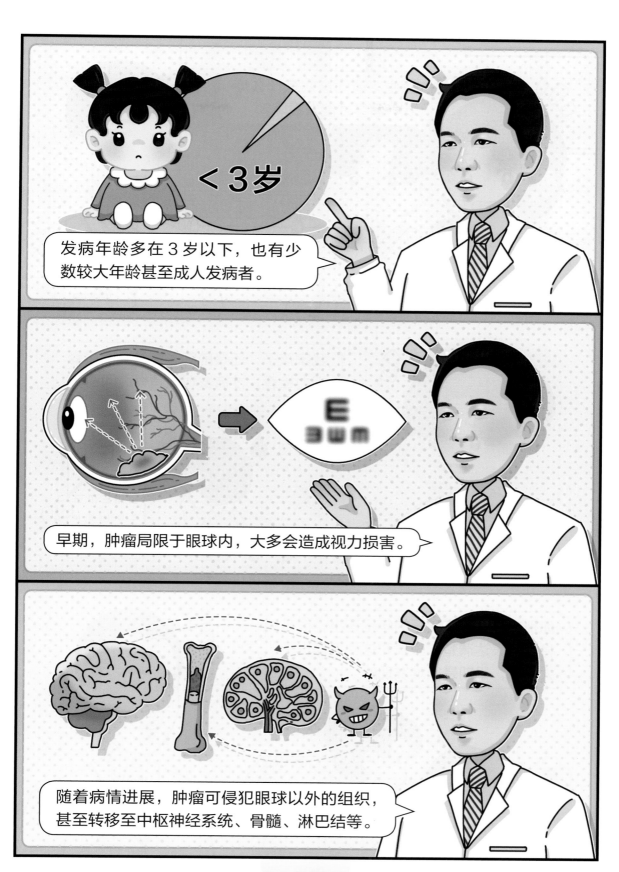

发病年龄多在3岁以下，也有少数较大年龄甚至成人发病者。

早期，肿瘤局限于眼球内，大多会造成视力损害。

随着病情进展，肿瘤可侵犯眼球以外的组织，甚至转移至中枢神经系统、骨髓、淋巴结等。

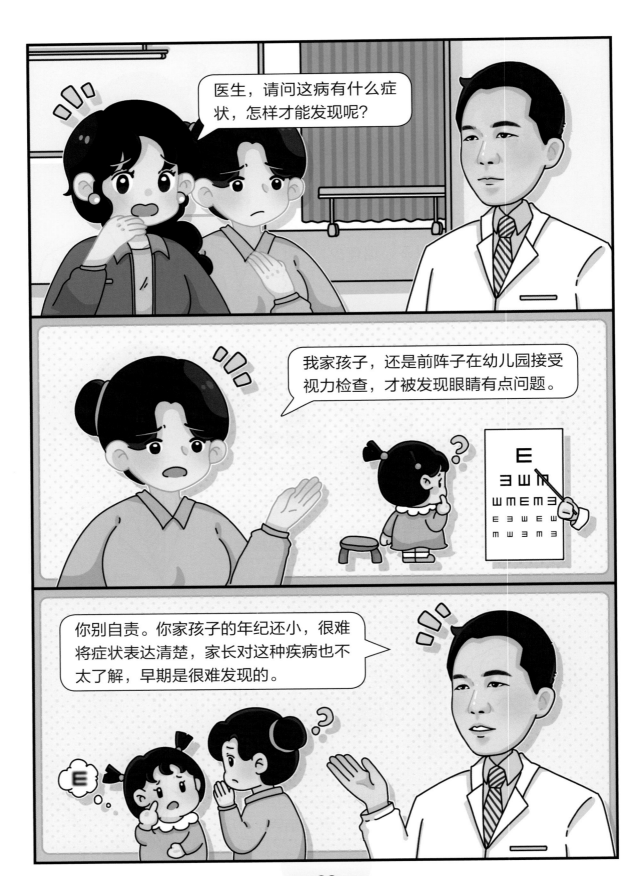

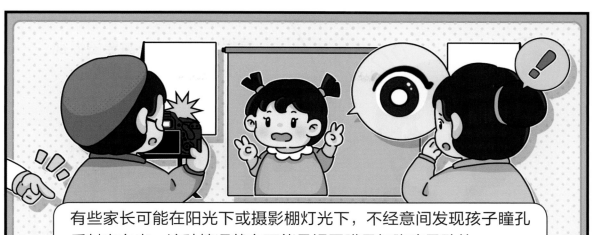

有些家长可能在阳光下或摄影棚灯光下，不经意间发现孩子瞳孔反射出白光。这种情况就有可能是视网膜母细胞瘤导致的。

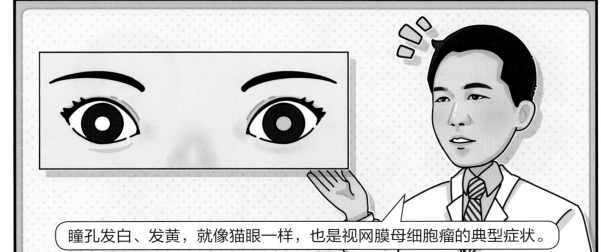

瞳孔发白、发黄，就像猫眼一样，也是视网膜母细胞瘤的典型症状。

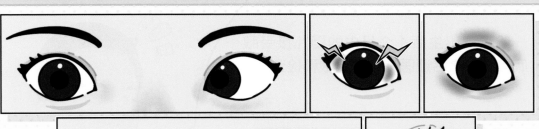

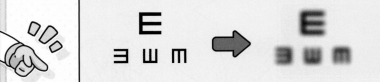

其他表现还有斜视、眼红、眼痛、眼眶皮肤红肿、视力下降、眼球突出等。

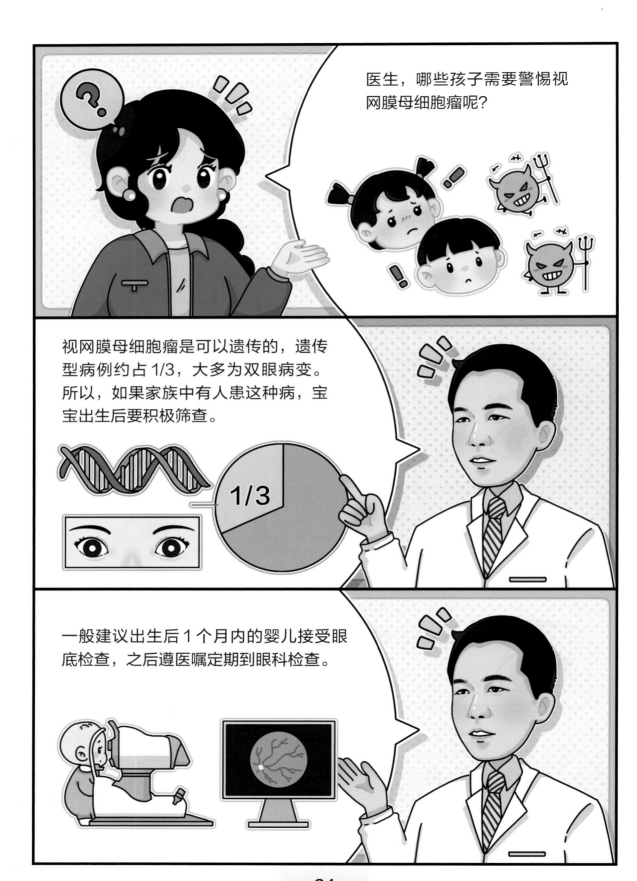

医生，哪些孩子需要警惕视网膜母细胞瘤呢？

视网膜母细胞瘤是可以遗传的，遗传型病例约占 1/3，大多为双眼病变。所以，如果家族中有人患这种病，宝宝出生后要积极筛查。

1/3

一般建议出生后 1 个月内的婴儿接受眼底检查，之后遵医嘱定期到眼科检查。

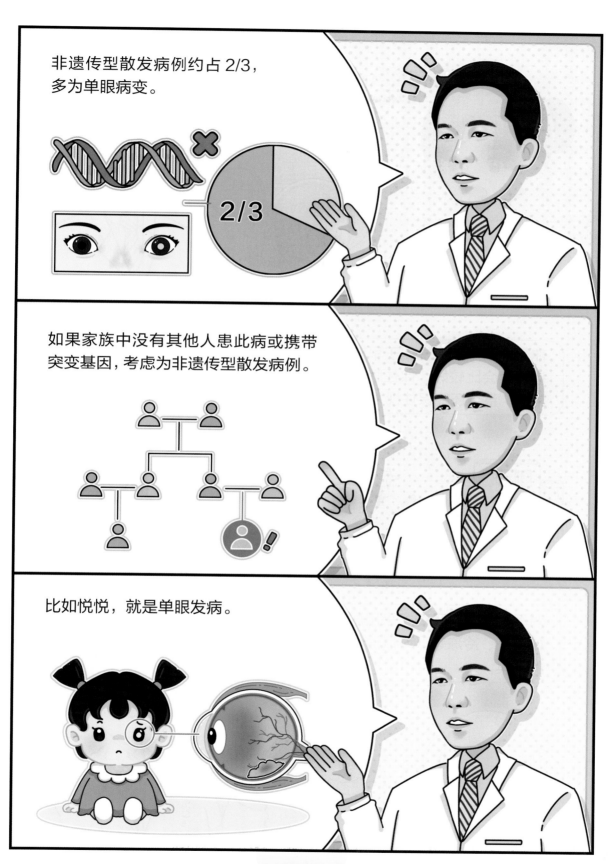

非遗传型散发病例约占 2/3，多为单眼病变。

2/3

如果家族中没有其他人患此病或携带突变基因，考虑为非遗传型散发病例。

比如悦悦，就是单眼发病。

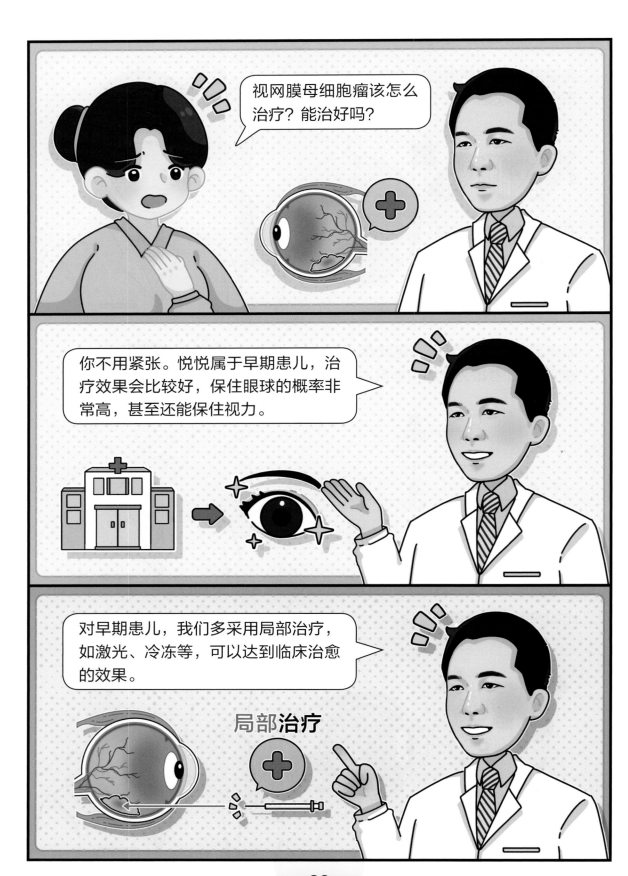

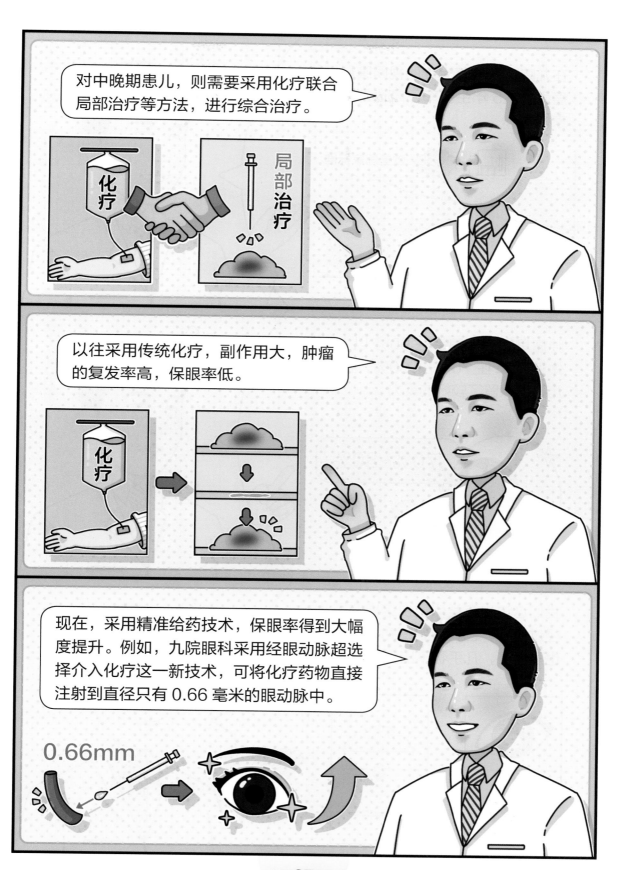

对中晚期患儿，则需要采用化疗联合局部治疗等方法，进行综合治疗。

化疗

局部治疗

以往采用传统化疗，副作用大，肿瘤的复发率高，保眼率低。

化疗

现在，采用精准给药技术，保眼率得到大幅度提升。例如，九院眼科采用经眼动脉超选择介入化疗这一新技术，可将化疗药物直接注射到直径只有 0.66 毫米的眼动脉中。

0.66mm

在九院进行规范治疗的视网膜母细胞瘤患儿，5 年生存率已经达到欧美国家标准。

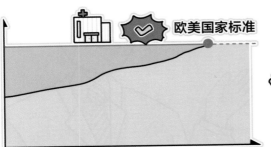

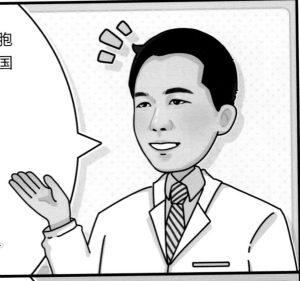

肿瘤早期，保眼率在 90% 以上，总体保眼率在 70% ~ 80%，部分患儿甚至保留了较好的视力。

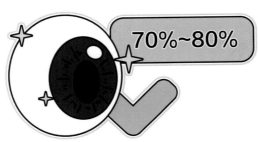

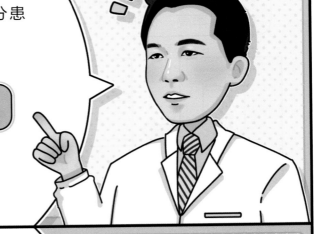

我们这边也有类似悦悦这样的患儿，经过治疗，已看不到瞳孔发白，肿瘤也萎缩了，几乎看不出异常。

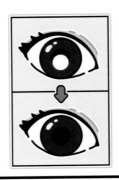

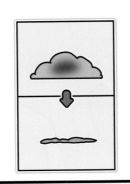

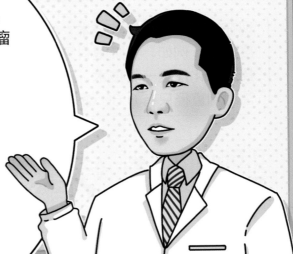

不过，由于大部分患儿出现标志性的"白瞳"时才被发现，就诊太迟，故眼球摘除率超过50%。

> 50%

如果就诊不及时，病情已经很严重，就不得不摘除眼球。

呜呜呜……

所以，家长们平时还是要仔细观察孩子的状况，一旦发现异常，就及时带孩子到医院检查。

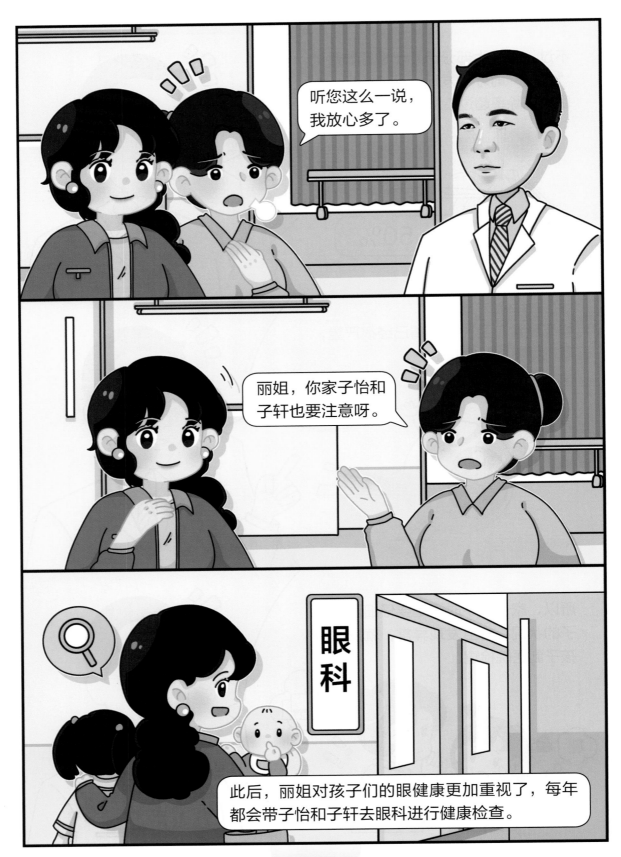

③ 青少年

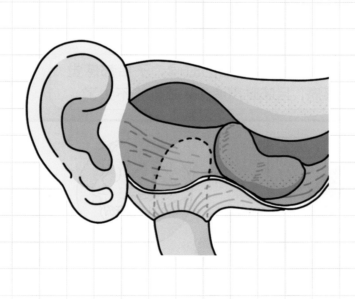

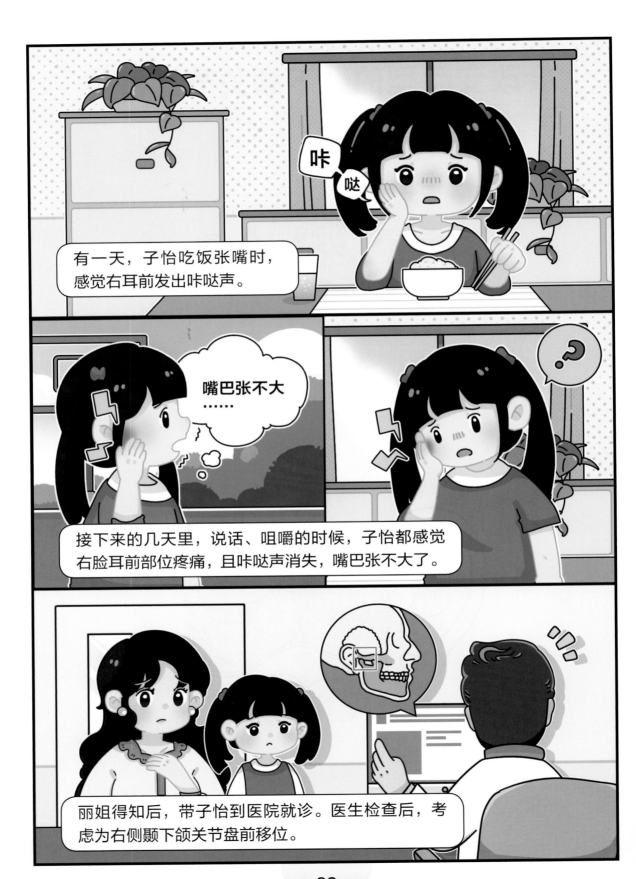

有一天，子怡吃饭张嘴时，感觉右耳前发出咔哒声。

接下来的几天里，说话、咀嚼的时候，子怡都感觉右脸耳前部位疼痛，且咔哒声消失，嘴巴张不大了。

丽姐得知后，带子怡到医院就诊。医生检查后，考虑为右侧颞下颌关节盘前移位。

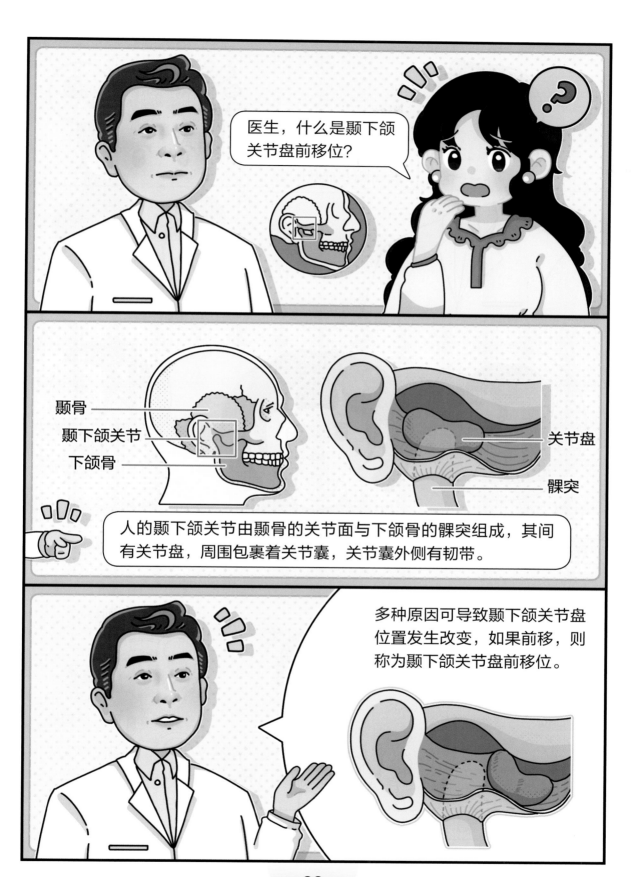

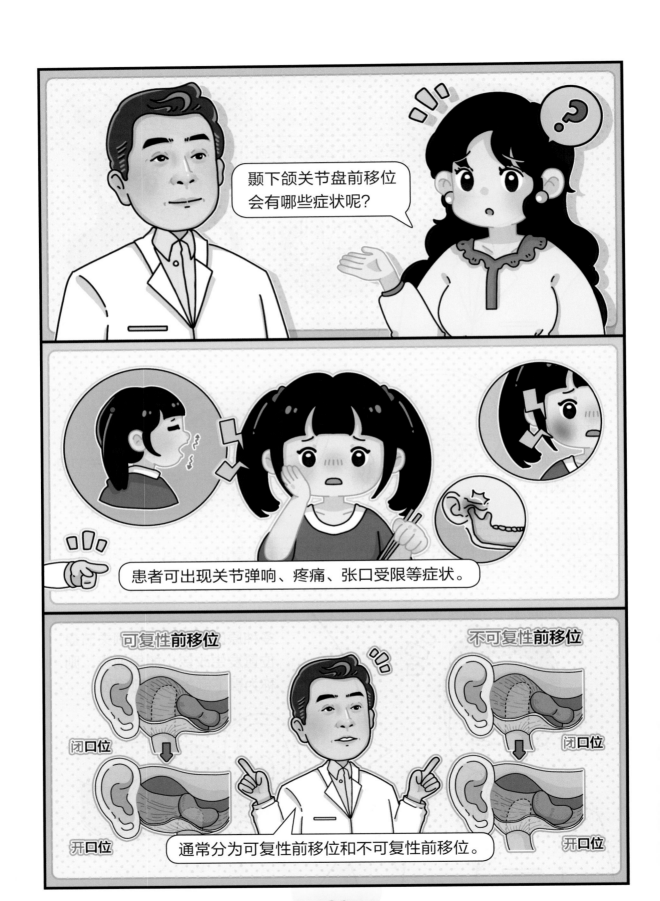

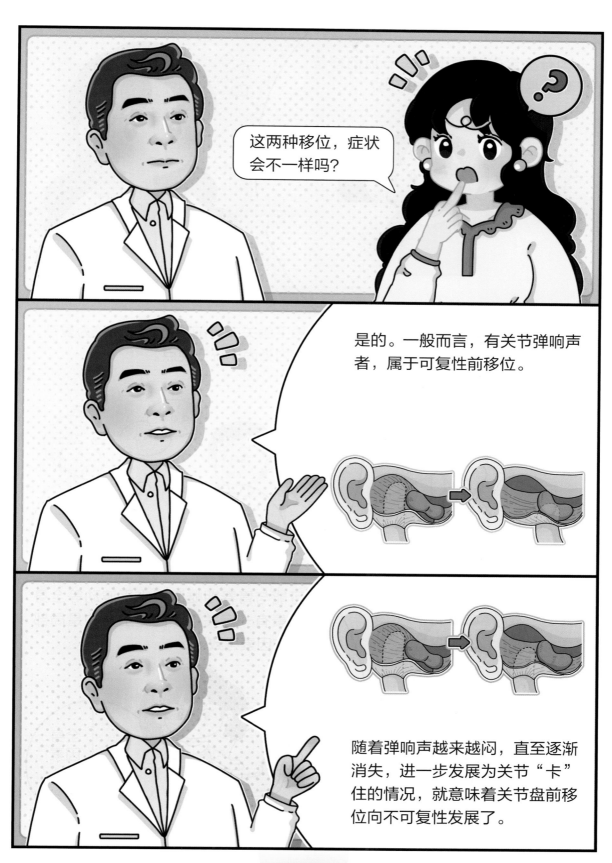

这两种移位，症状会不一样吗？

是的。一般而言，有关节弹响声者，属于可复性前移位。

随着弹响声越来越闷，直至逐渐消失，进一步发展为关节"卡"住的情况，就意味着关节盘前移位向不可复性发展了。

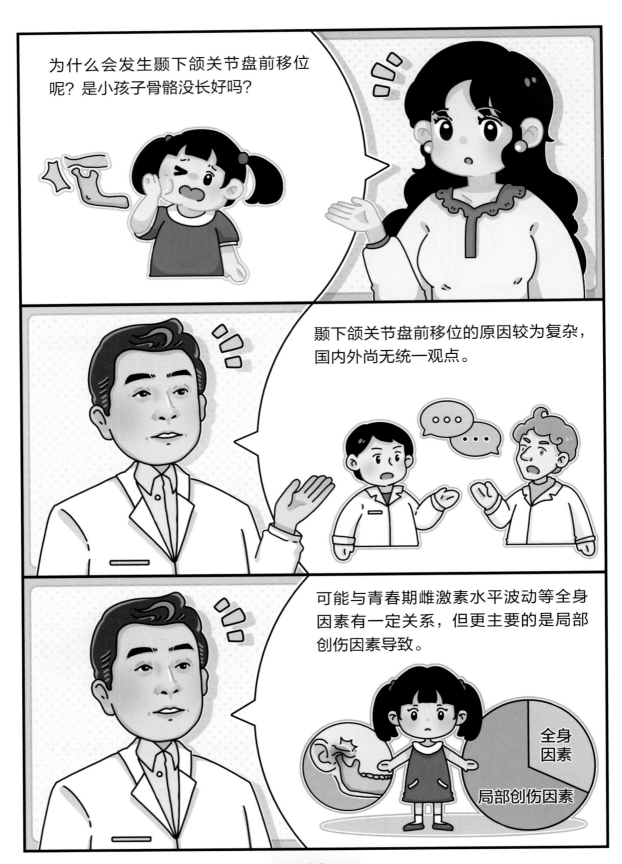

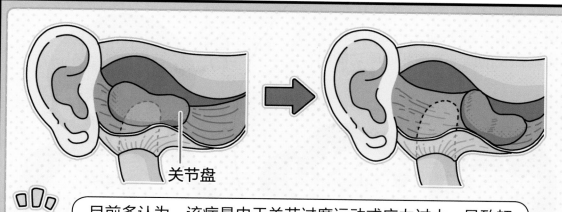

关节盘

目前多认为，该病是由于关节过度运动或应力过大，导致韧带或附着松弛，进而引起关节盘位置改变。

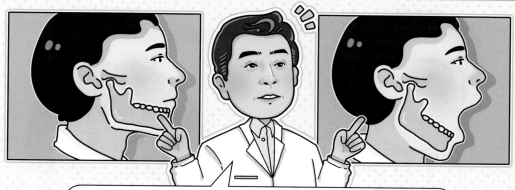

颞下颌关节作为下颌骨运动的轴心，也是下颌骨的发育中心，与颌骨 – 咬合关系密切。

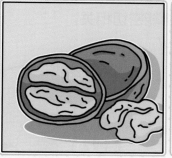 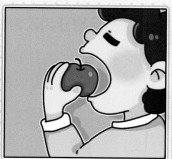 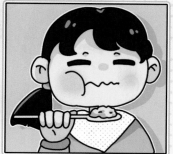

有些患者喜欢吃硬的东西，吃饭时嘴巴张得很大，习惯单侧咀嚼等，容易导致颞下颌关节韧带受损，不能很好地固定关节盘，就会发生前移位。

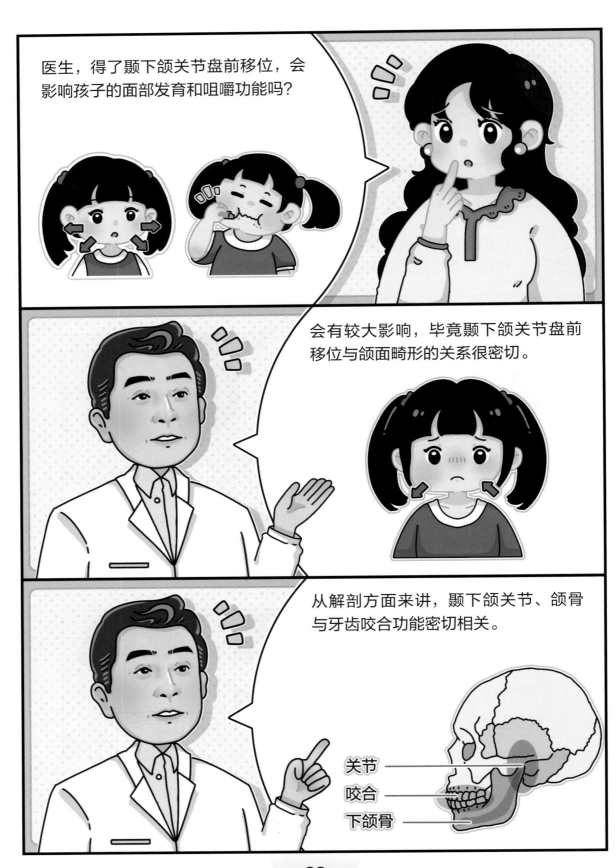

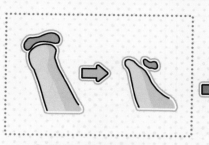

盘移位+髁突吸收

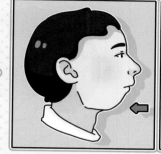

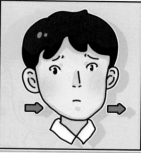

因此，颞下颌关节盘前移位可引起颌骨畸形和咬合错乱，出现下巴歪斜、后缩等不美观的面型。

打个比方，颞下颌关节盘就像鞋底子，起到缓冲的作用。

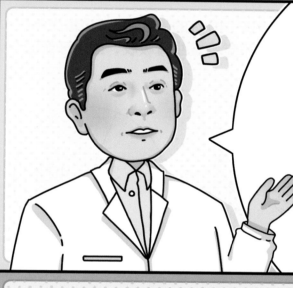

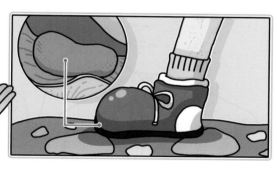

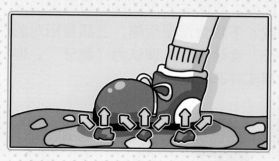

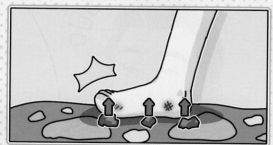

如果关节盘前移位了，就如同光脚踩在石头上，久而久之，脚易磨损，即髁突吸收，导致下颌骨发育受限。

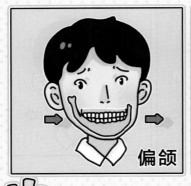

偏颌

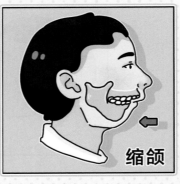

缩颌

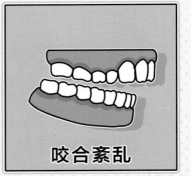

咬合紊乱

在青少年患者中，会出现偏颌、缩颌、咬合紊乱等颌骨发育障碍。

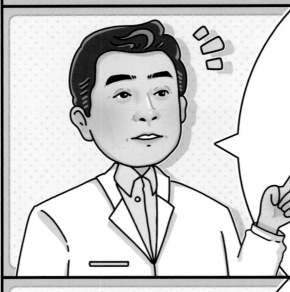

30%～40%的患者，尤其是青少年，不知不觉中发生骨吸收，继发牙颌面畸形。

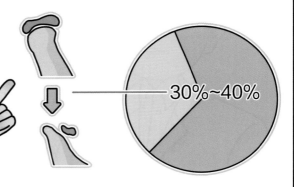

30%~40%

比如：双侧关节盘前移位导致髁突吸收，下颌骨慢慢后缩，上颌骨相对前凸，会让不少人误认为"龅牙"，但事实并非如此。

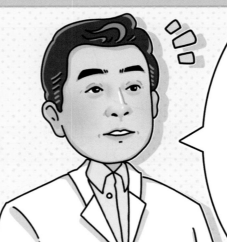

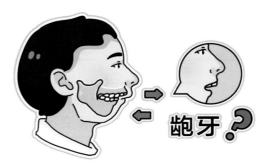

龅牙？

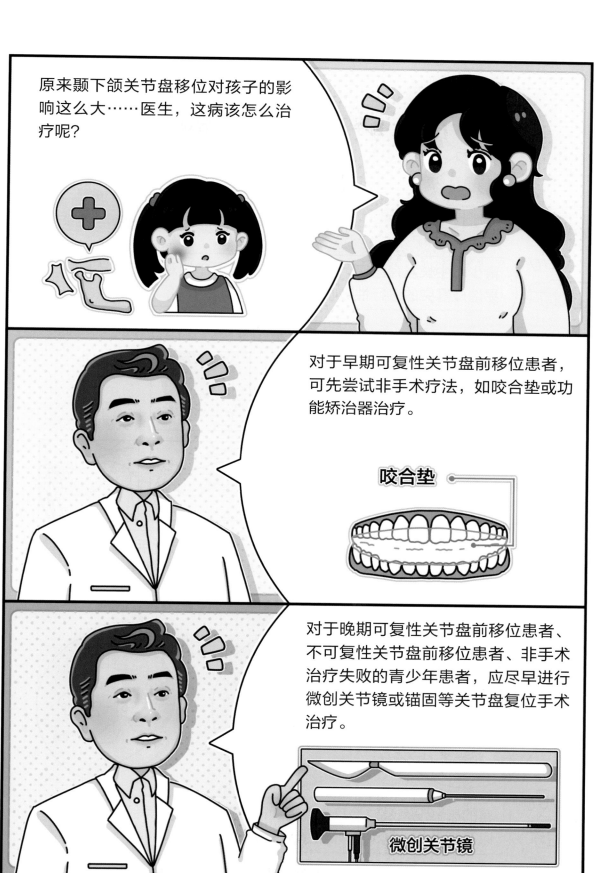

原来颞下颌关节盘移位对孩子的影响这么大……医生，这病该怎么治疗呢？

对于早期可复性关节盘前移位患者，可先尝试非手术疗法，如咬合垫或功能矫治器治疗。

咬合垫

对于晚期可复性关节盘前移位患者、不可复性关节盘前移位患者、非手术治疗失败的青少年患者，应尽早进行微创关节镜或锚固等关节盘复位手术治疗。

微创关节镜

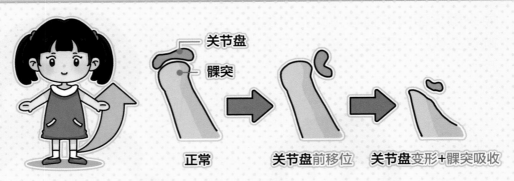

青少年生长发育迅速，在关节盘未复位而单纯观察的情况下，易造成髁突的进行性吸收。

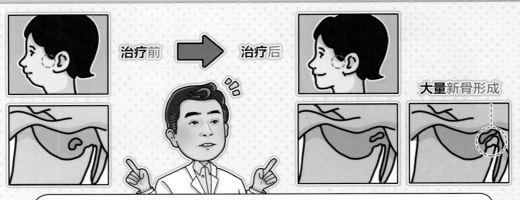

所以，具备手术指征的青少年患者，应及时进行手术复位，为新骨形成创造良好条件，也能起到改善面型的效果。

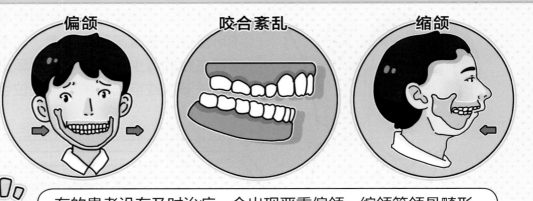

有的患者没有及时治疗，会出现严重偏颌、缩颌等颌骨畸形，以及开𬌗、深覆𬌗等咬合紊乱等问题。

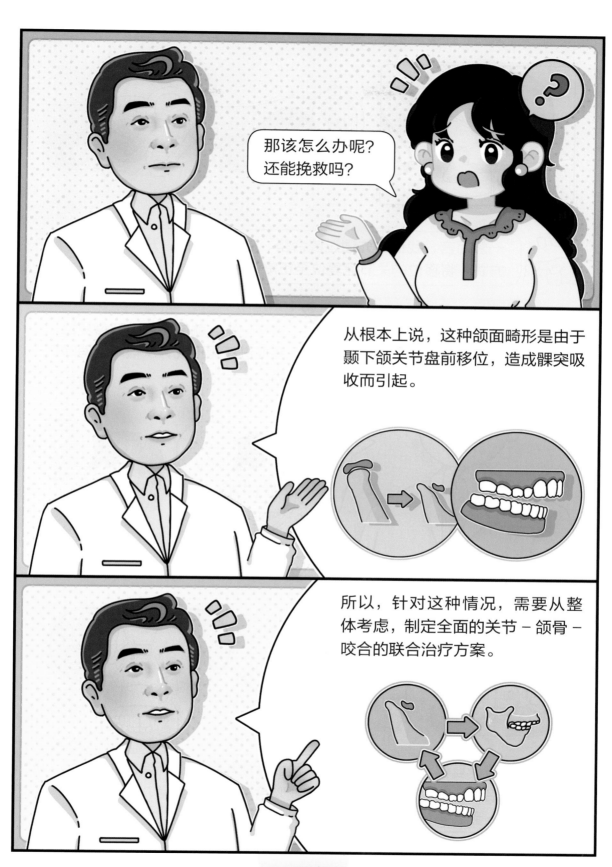

43

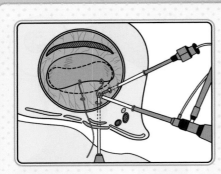
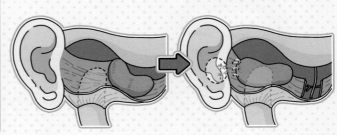

一般而言，我们会先通过咬合垫、微创关节镜、开放手术等方式，将移位的关节盘复位至正常位置。

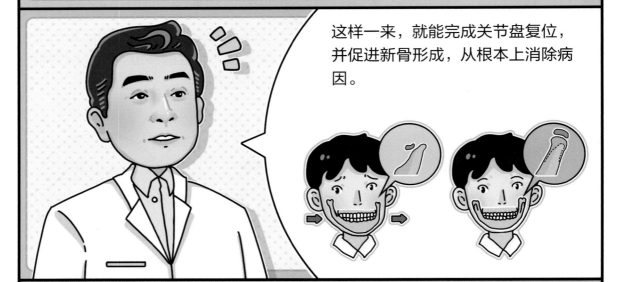

这样一来，就能完成关节盘复位，并促进新骨形成，从根本上消除病因。

正畸

正颌

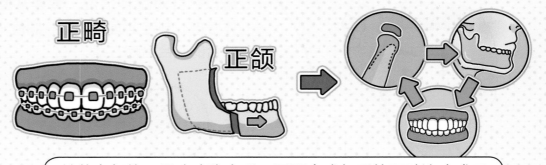

关节盘复位、骨改建稳定后，再配合成年后的正畸治疗或正颌治疗，能让骨位置恢复标准或咬合关系恢复正常，达到复位－新骨再生－纠正颌骨与面型畸形的效果。

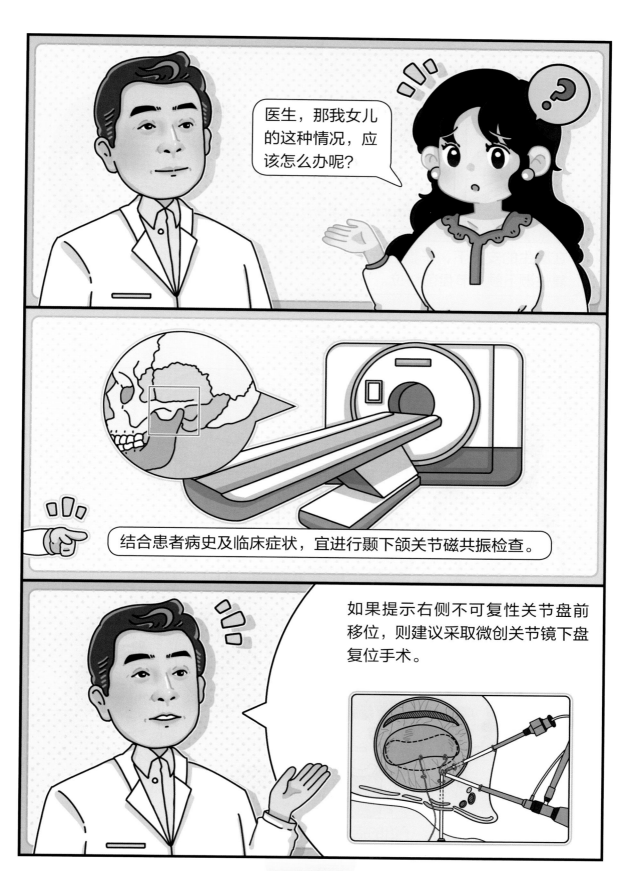

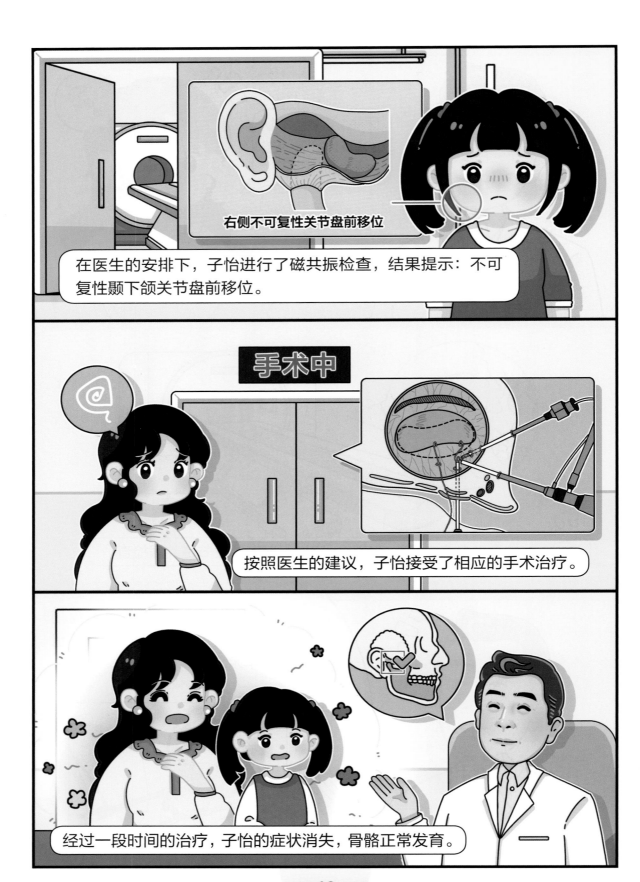

右侧不可复性关节盘前移位

在医生的安排下，子怡进行了磁共振检查，结果提示：不可复性颞下颌关节盘前移位。

手术中

按照医生的建议，子怡接受了相应的手术治疗。

经过一段时间的治疗，子怡的症状消失，骨骼正常发育。

4

中青年

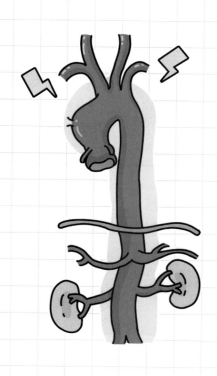

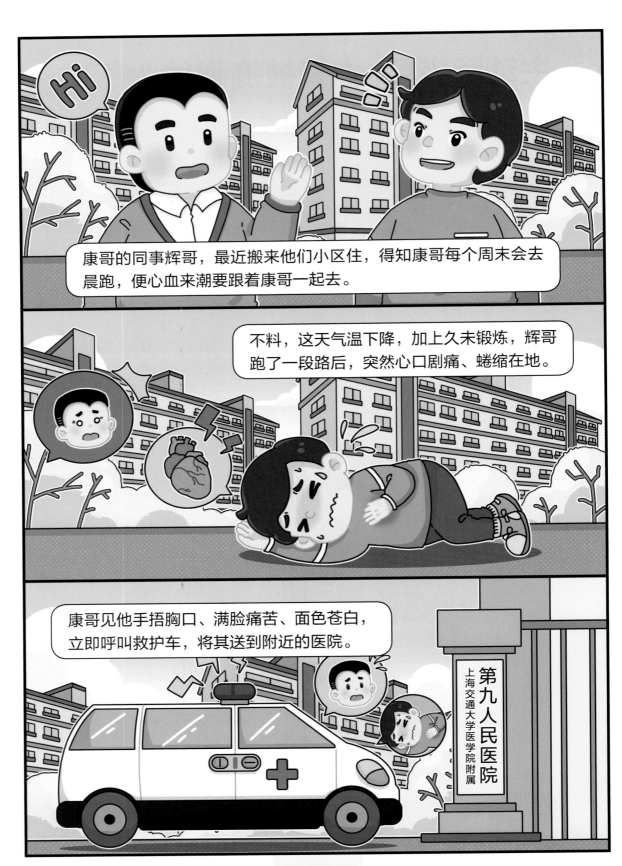

康哥的同事辉哥，最近搬来他们小区住，得知康哥每个周末会去晨跑，便心血来潮要跟着康哥一起去。

不料，这天气温下降，加上久未锻炼，辉哥跑了一段路后，突然心口剧痛、蜷缩在地。

康哥见他手捂胸口、满脸痛苦、面色苍白，立即呼叫救护车，将其送到附近的医院。

第九人民医院
上海交通大学医学院附属

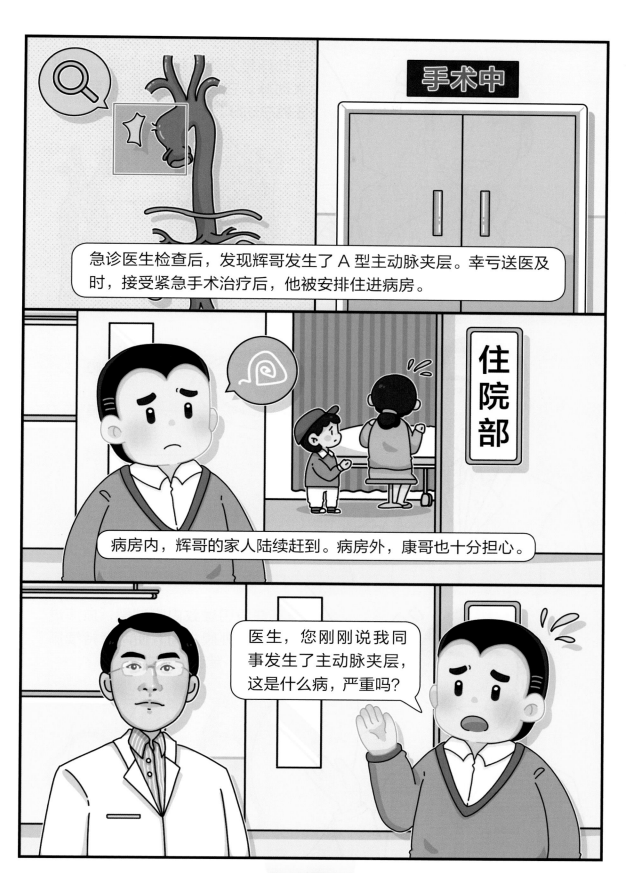

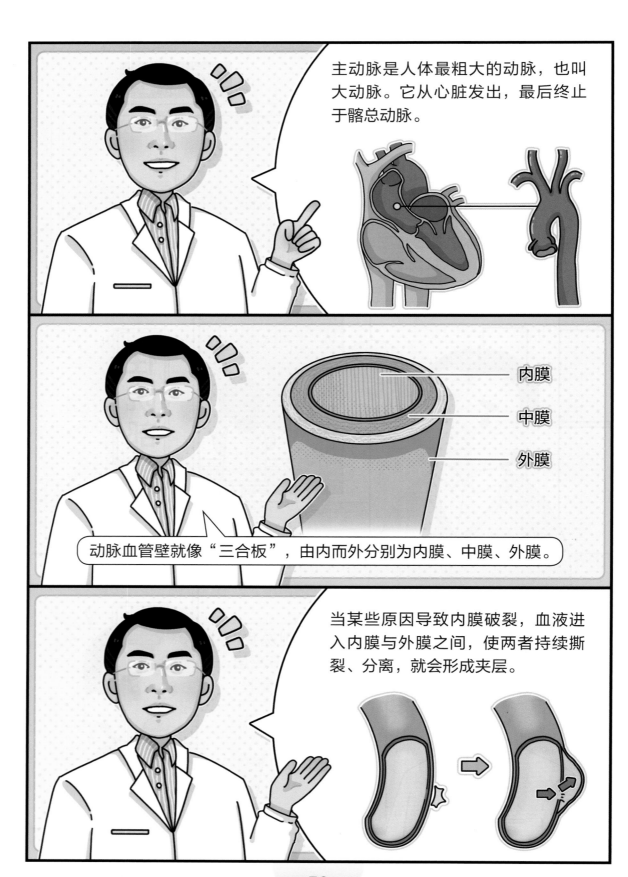

主动脉是人体最粗大的动脉，也叫大动脉。它从心脏发出，最后终止于髂总动脉。

内膜

中膜

外膜

动脉血管壁就像"三合板"，由内而外分别为内膜、中膜、外膜。

当某些原因导致内膜破裂，血液进入内膜与外膜之间，使两者持续撕裂、分离，就会形成夹层。

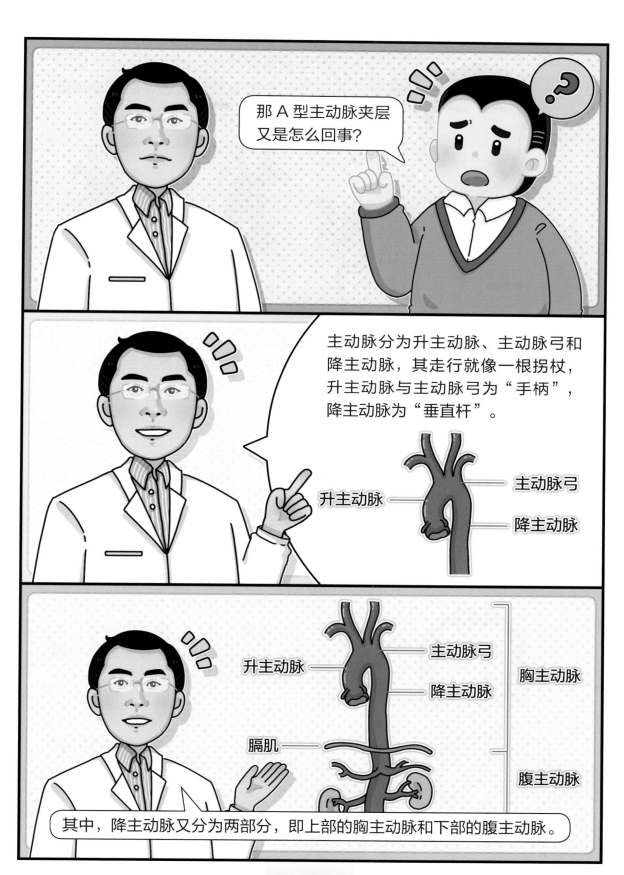

主动脉任何部位都可能发生夹层，破口位置及管壁状态、血压等会影响撕裂范围。

比如：腹主动脉内膜破裂后，顺血流向下撕裂，夹层累及范围仅限于降主动脉。

降主动脉

腹主动脉

升主动脉内膜破裂后，顺血流先向上、再向下撕裂，夹层范围可仅限于升主动脉，也可累及主动脉弓甚至降主动脉。

升主动脉

主动脉弓

降主动脉

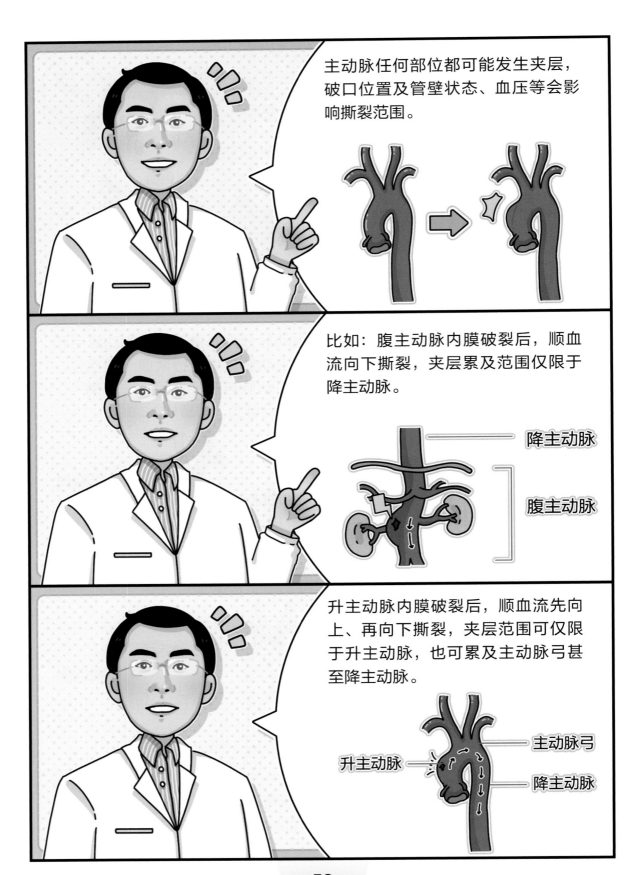

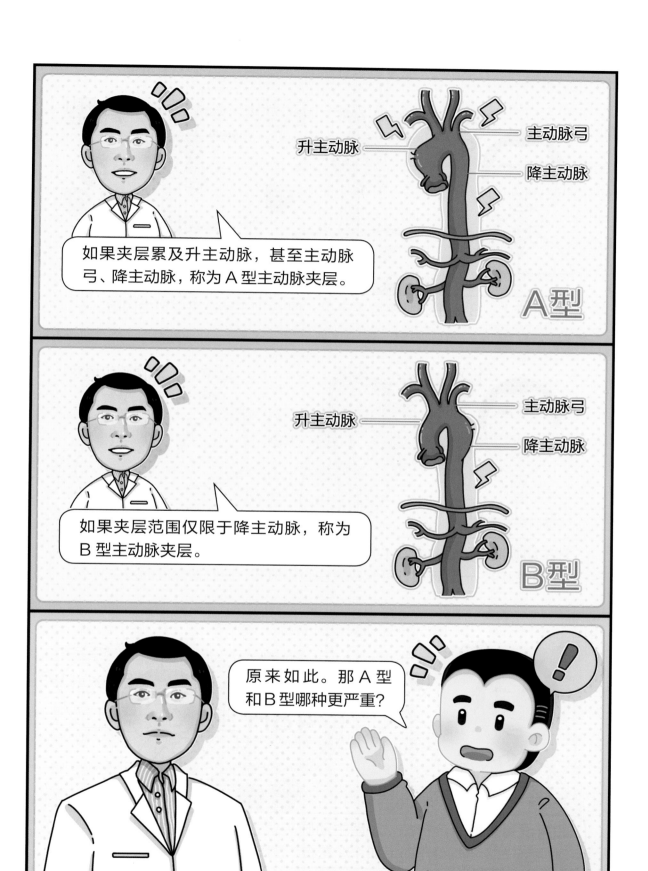

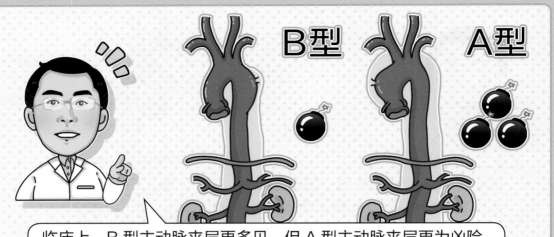

临床上，B型主动脉夹层更多见，但A型主动脉夹层更为凶险。

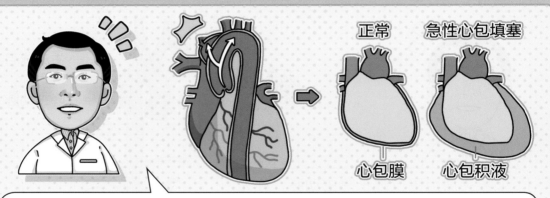

升主动脉离心脏近，承受心脏泵出的血流冲击力大，且升主动脉起始端位于心包内，一旦破裂，可导致急性心包填塞，使心搏骤停而发生猝死。

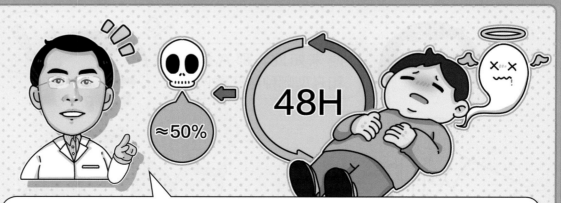

如果没有采取治疗措施，A型主动脉夹层患者48小时内的死亡率为50%左右，平均每小时增加1%左右，2周内死亡率高达98%。

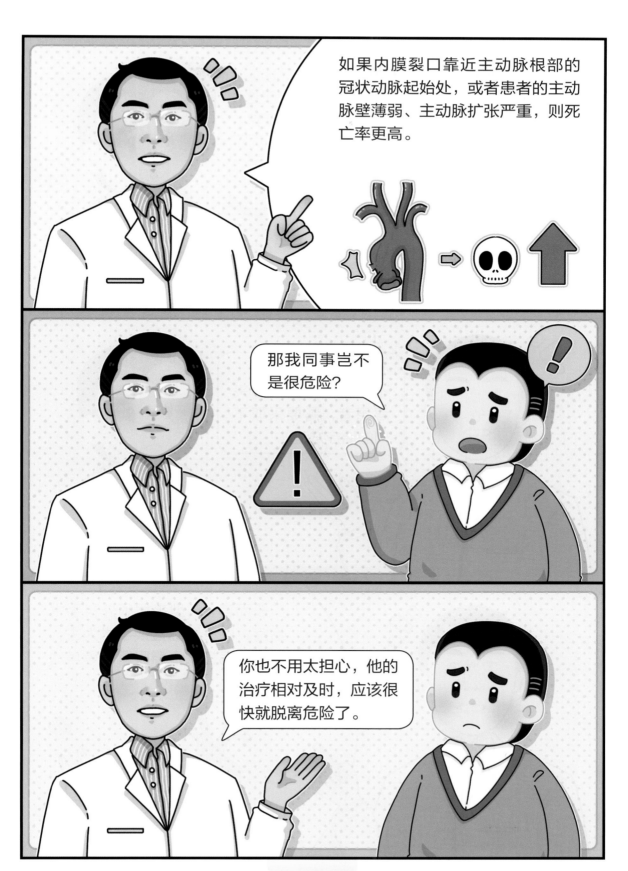

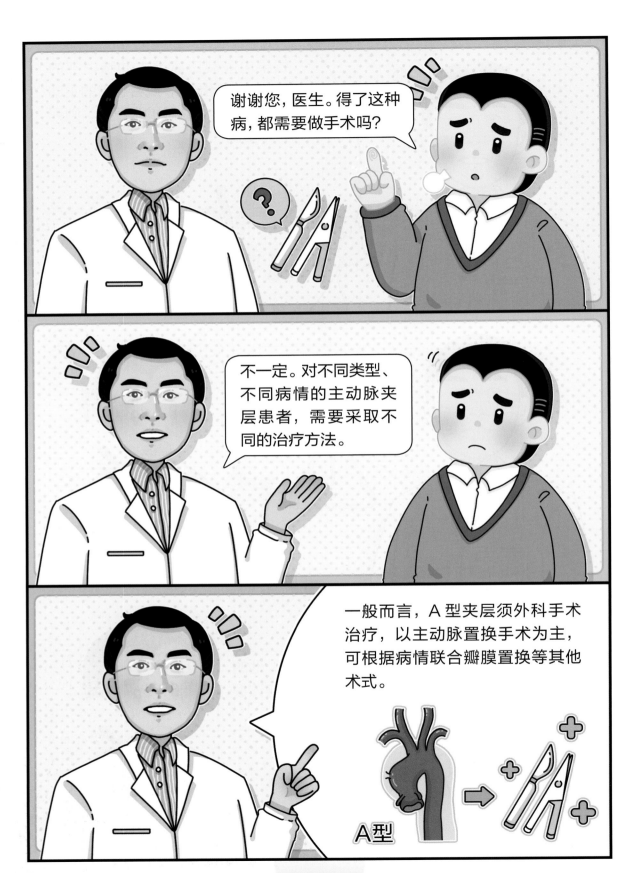

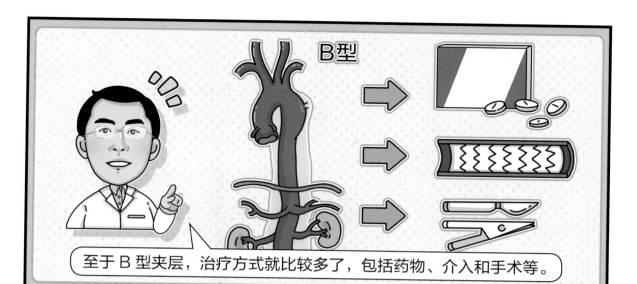

至于 B 型夹层，治疗方式就比较多了，包括药物、介入和手术等。

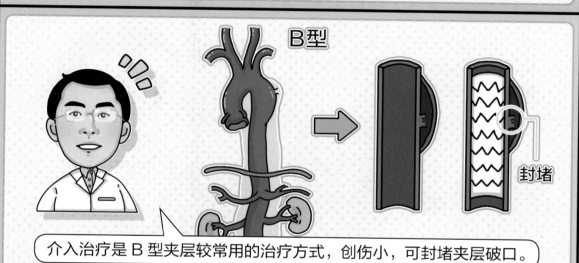

封堵

介入治疗是 B 型夹层较常用的治疗方式，创伤小，可封堵夹层破口。

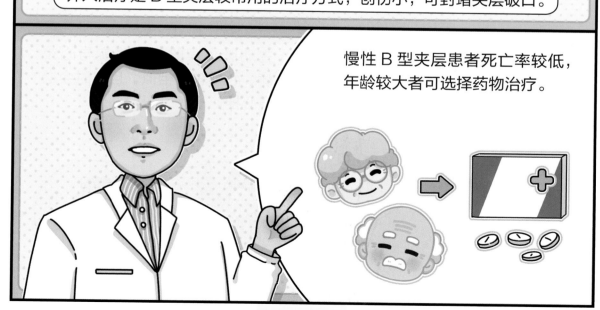

慢性 B 型夹层患者死亡率较低，年龄较大者可选择药物治疗。

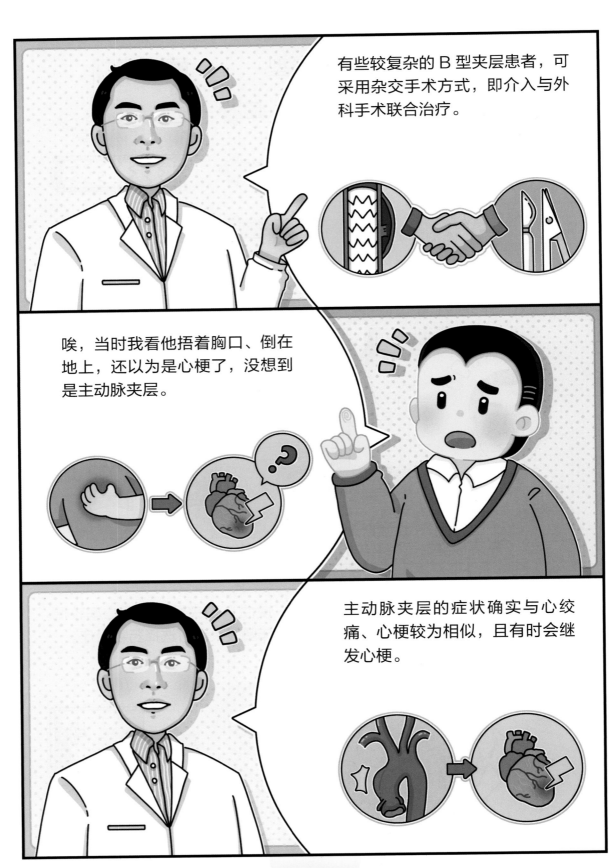

有些较复杂的 B 型夹层患者，可采用杂交手术方式，即介入与外科手术联合治疗。

唉，当时我看他捂着胸口、倒在地上，还以为是心梗了，没想到是主动脉夹层。

主动脉夹层的症状确实与心绞痛、心梗较为相似，且有时会继发心梗。

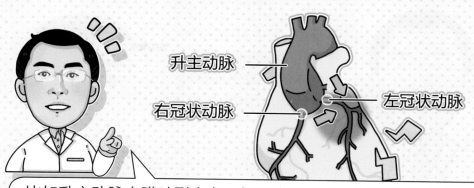

升主动脉

右冠状动脉

左冠状动脉

比如升主动脉内膜破裂患者，如果夹层累及、压迫冠状动脉，可引起心梗症状，以胸痛为主要表现。

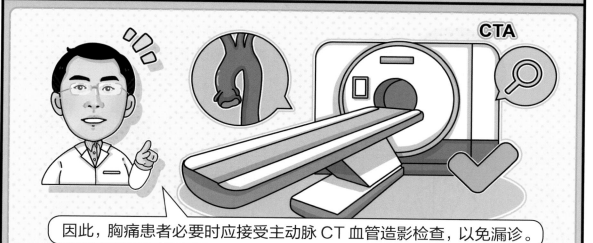

CTA

因此，胸痛患者必要时应接受主动脉 CT 血管造影检查，以免漏诊。

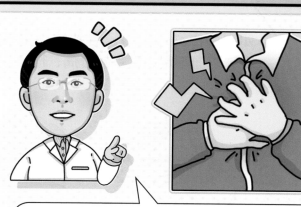

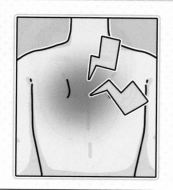

至于主动脉夹层的典型临床表现，其实是突发撕裂样胸背部疼痛，患者会有濒死感、坐卧不宁、出冷汗等症状。

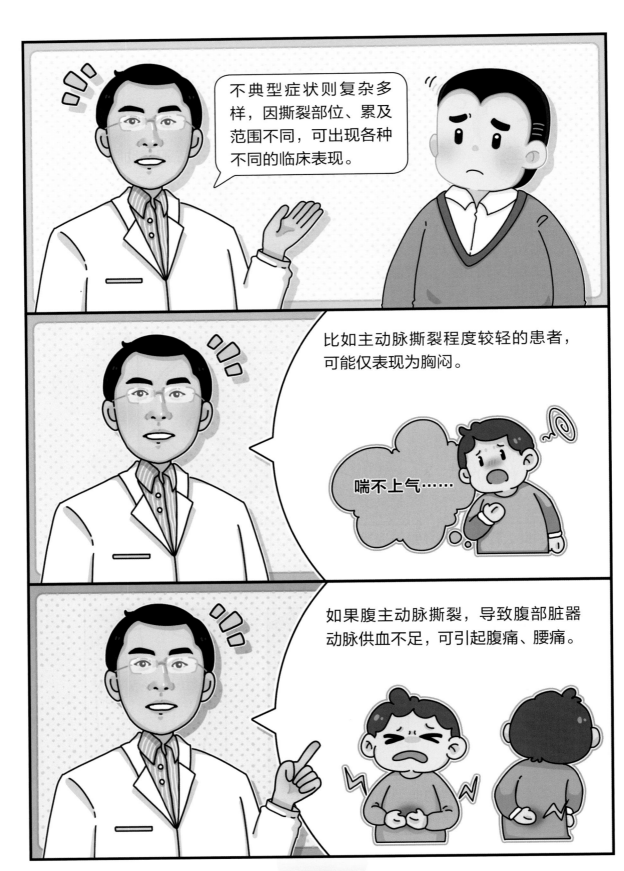

60

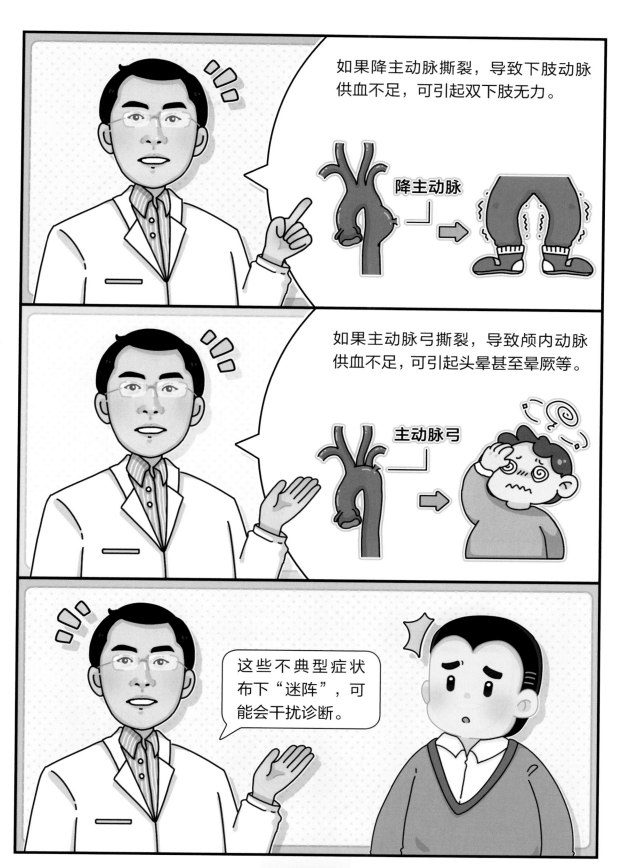

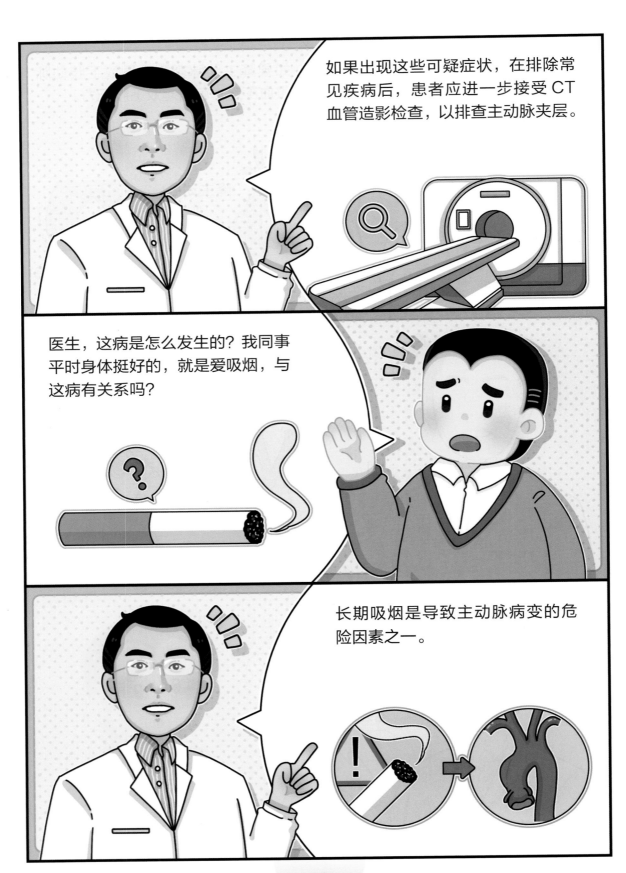

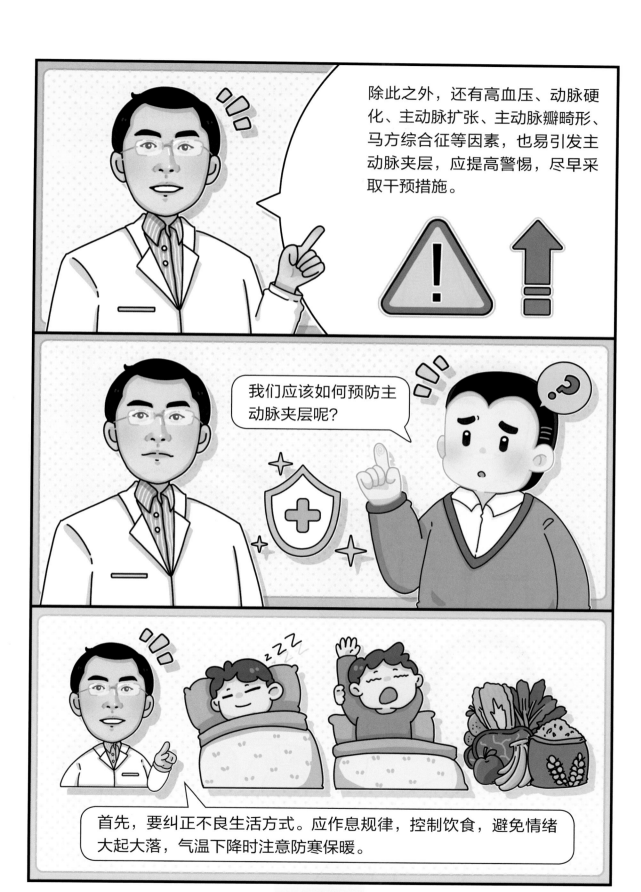

除此之外，还有高血压、动脉硬化、主动脉扩张、主动脉瓣畸形、马方综合征等因素，也易引发主动脉夹层，应提高警惕，尽早采取干预措施。

我们应该如何预防主动脉夹层呢？

首先，要纠正不良生活方式。应作息规律，控制饮食，避免情绪大起大落，气温下降时注意防寒保暖。

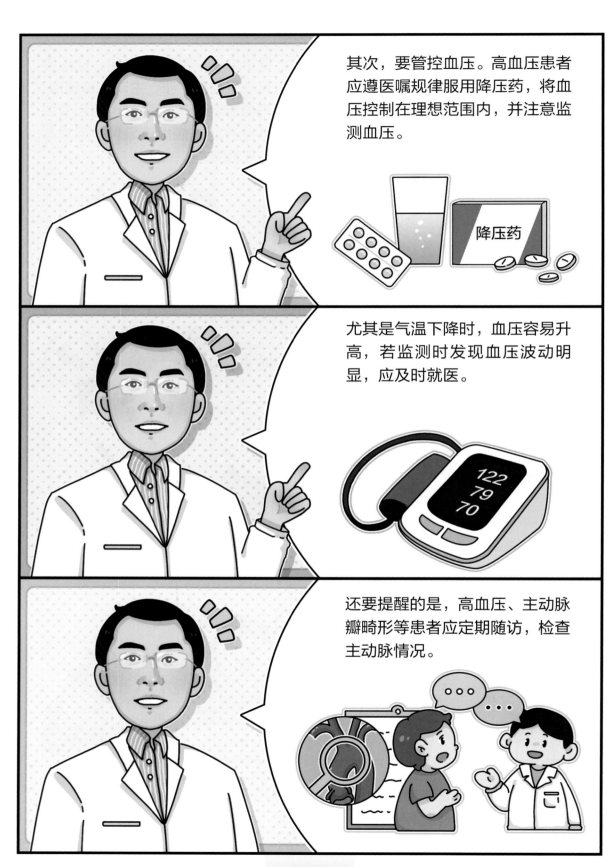

其次，要管控血压。高血压患者应遵医嘱规律服用降压药，将血压控制在理想范围内，并注意监测血压。

降压药

尤其是气温下降时，血压容易升高，若监测时发现血压波动明显，应及时就医。

122
79
70

还要提醒的是，高血压、主动脉瓣畸形等患者应定期随访，检查主动脉情况。

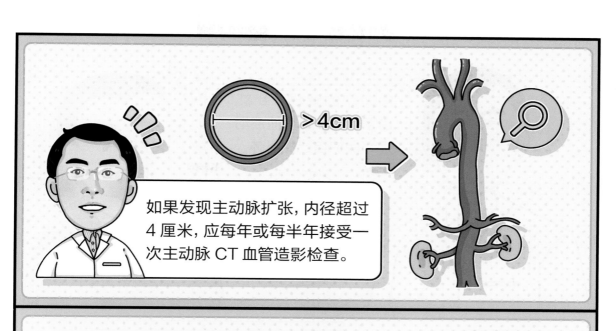

如果发现主动脉扩张，内径超过4厘米，应每年或每半年接受一次主动脉 CT 血管造影检查。

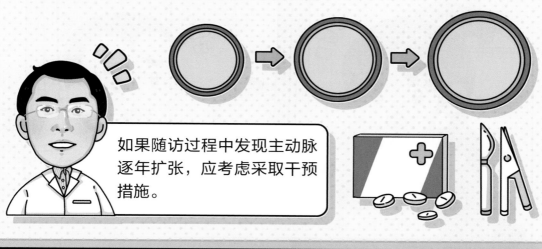

如果随访过程中发现主动脉逐年扩张，应考虑采取干预措施。

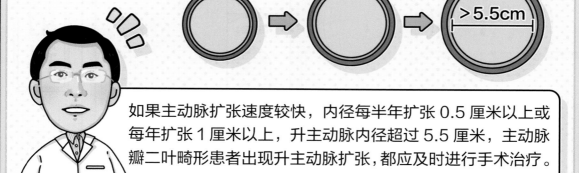

如果主动脉扩张速度较快，内径每半年扩张 0.5 厘米以上或每年扩张 1 厘米以上，升主动脉内径超过 5.5 厘米，主动脉瓣二叶畸形患者出现升主动脉扩张，都应及时进行手术治疗。

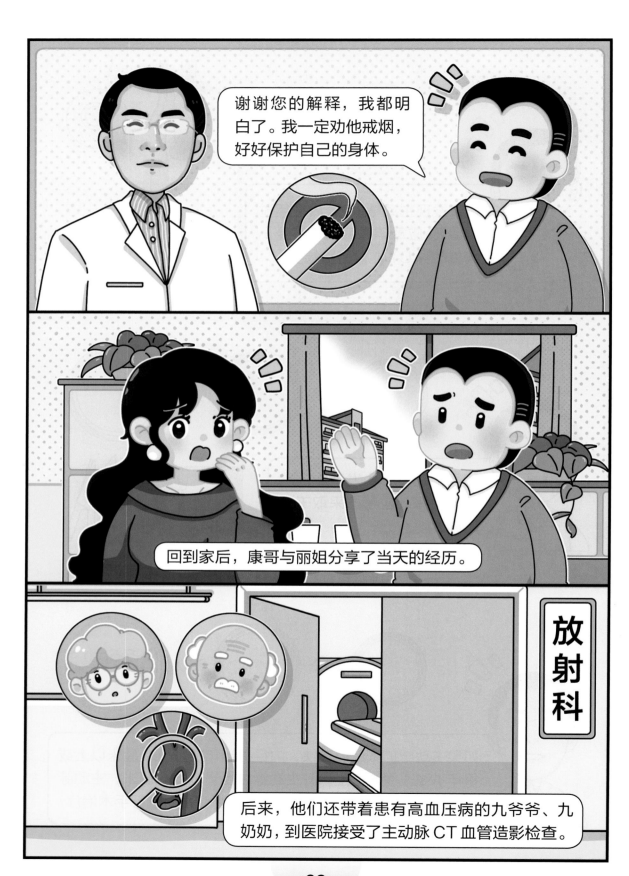

5

中老年

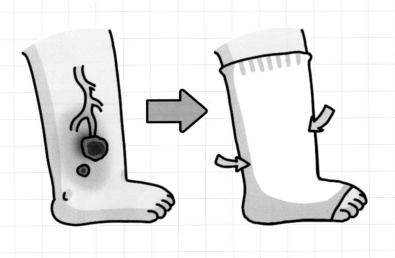

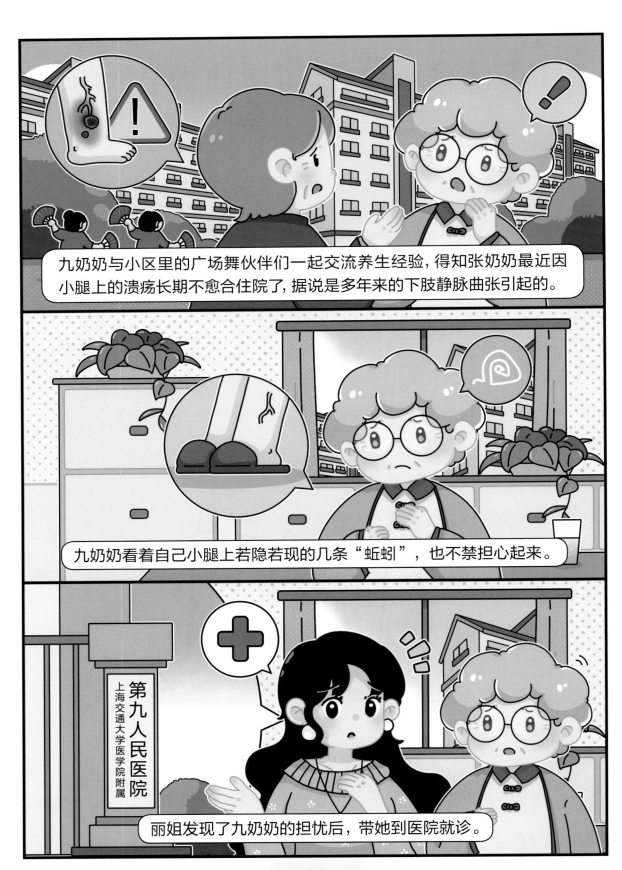

九奶奶与小区里的广场舞伙伴们一起交流养生经验，得知张奶奶最近因小腿上的溃疡长期不愈合住院了，据说是多年来的下肢静脉曲张引起的。

九奶奶看着自己小腿上若隐若现的几条"蚯蚓"，也不禁担心起来。

丽姐发现了九奶奶的担忧后，带她到医院就诊。

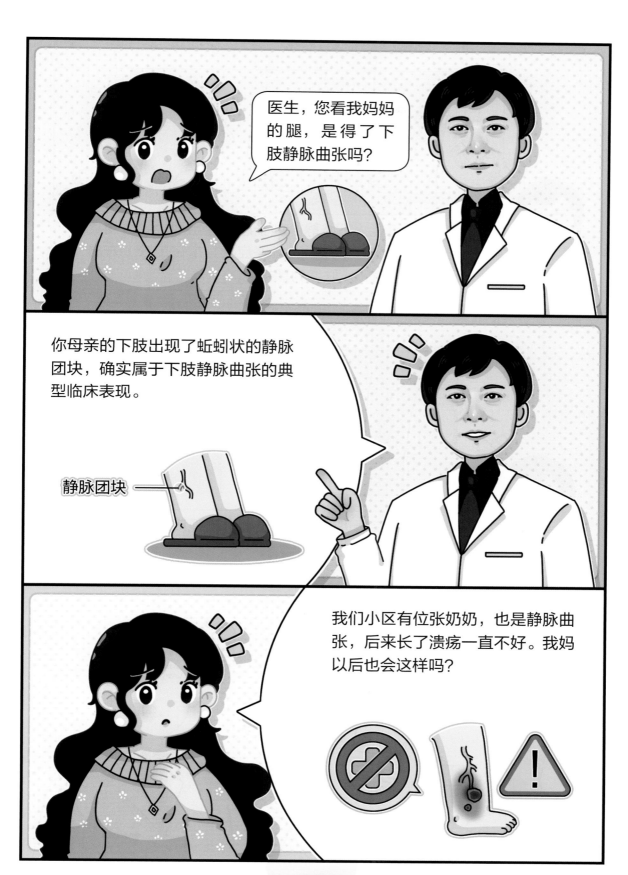

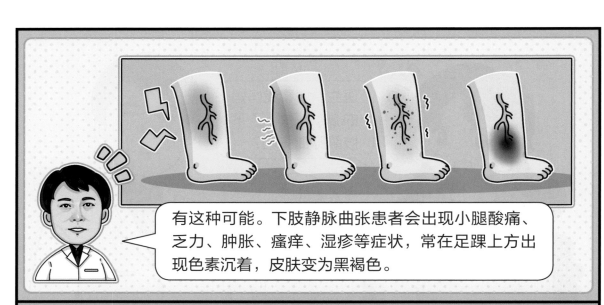

有这种可能。下肢静脉曲张患者会出现小腿酸痛、乏力、肿胀、瘙痒、湿疹等症状，常在足踝上方出现色素沉着，皮肤变为黑褐色。

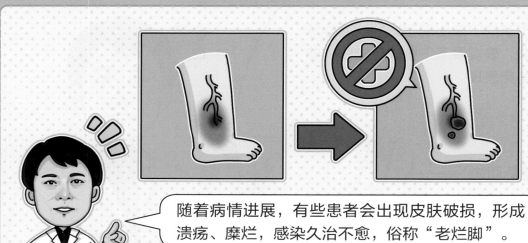

随着病情进展，有些患者会出现皮肤破损，形成溃疡、糜烂，感染久治不愈，俗称"老烂脚"。

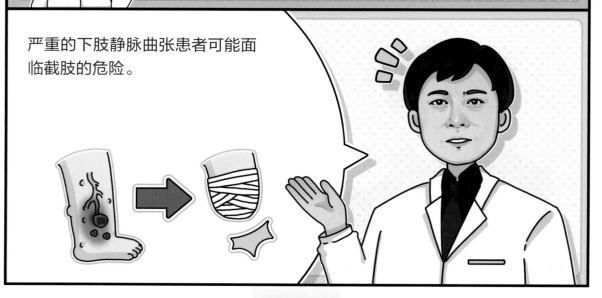

严重的下肢静脉曲张患者可能面临截肢的危险。

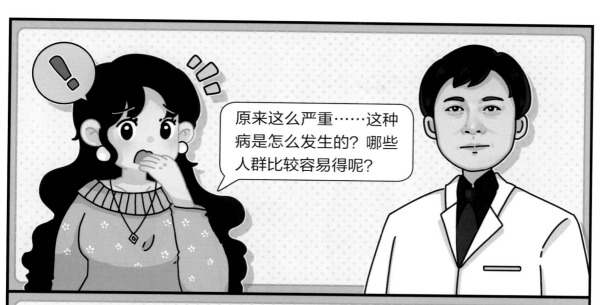

原来这么严重……这种病是怎么发生的？哪些人群比较容易得呢？

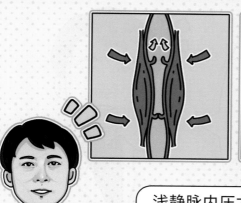

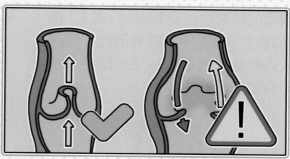

浅静脉内压力升高、先天性静脉管壁或静脉瓣膜薄弱是造成下肢静脉曲张的重要原因。

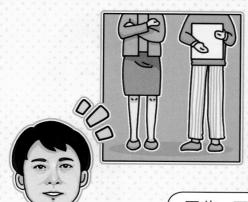

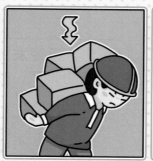

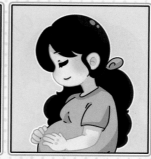

因此，下肢静脉曲张多见于长期站立工作者、负重体力劳动者、妊娠妇女等。

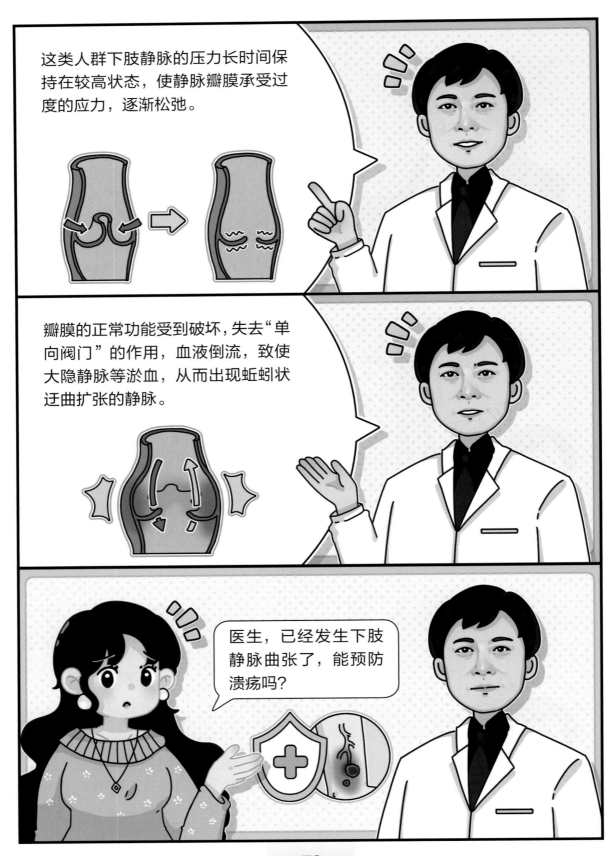

这类人群下肢静脉的压力长时间保持在较高状态，使静脉瓣膜承受过度的应力，逐渐松弛。

瓣膜的正常功能受到破坏，失去"单向阀门"的作用，血液倒流，致使大隐静脉等淤血，从而出现蚯蚓状迂曲扩张的静脉。

医生，已经发生下肢静脉曲张了，能预防溃疡吗？

可以预防，如压力治疗、功能锻炼、预防外伤等。其中，压力治疗在下肢静脉性溃疡的治疗和预防中最为重要。

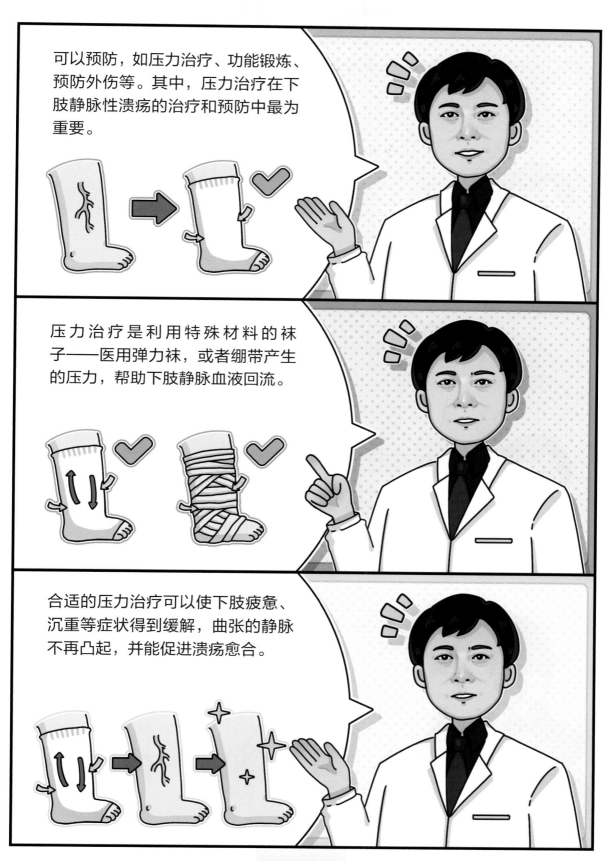

压力治疗是利用特殊材料的袜子——医用弹力袜，或者绷带产生的压力，帮助下肢静脉血液回流。

合适的压力治疗可以使下肢疲惫、沉重等症状得到缓解，曲张的静脉不再凸起，并能促进溃疡愈合。

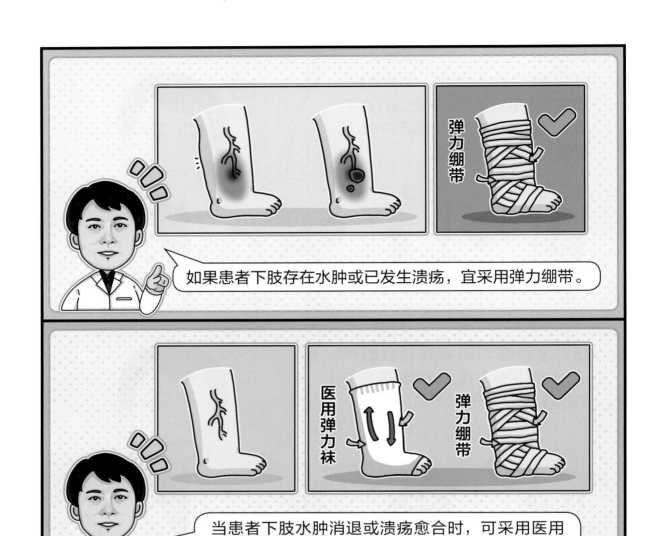

如果患者下肢存在水肿或已发生溃疡，宜采用弹力绷带。

当患者下肢水肿消退或溃疡愈合时，可采用医用弹力袜，当然也可以继续使用弹力绷带。

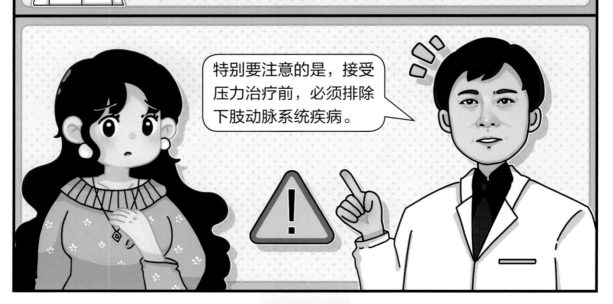

特别要注意的是，接受压力治疗前，必须排除下肢动脉系统疾病。

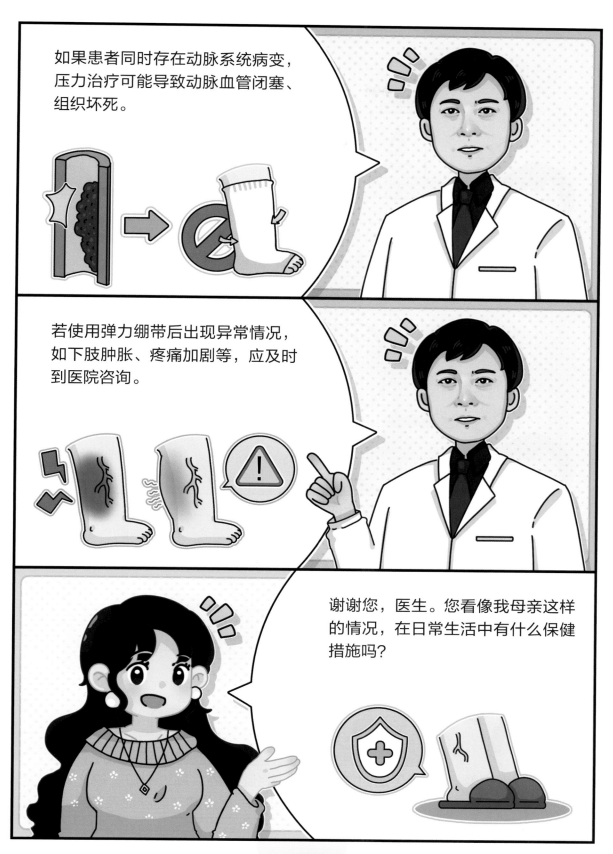

如果患者同时存在动脉系统病变，压力治疗可能导致动脉血管闭塞、组织坏死。

若使用弹力绷带后出现异常情况，如下肢肿胀、疼痛加剧等，应及时到医院咨询。

谢谢您，医生。您看像我母亲这样的情况，在日常生活中有什么保健措施吗？

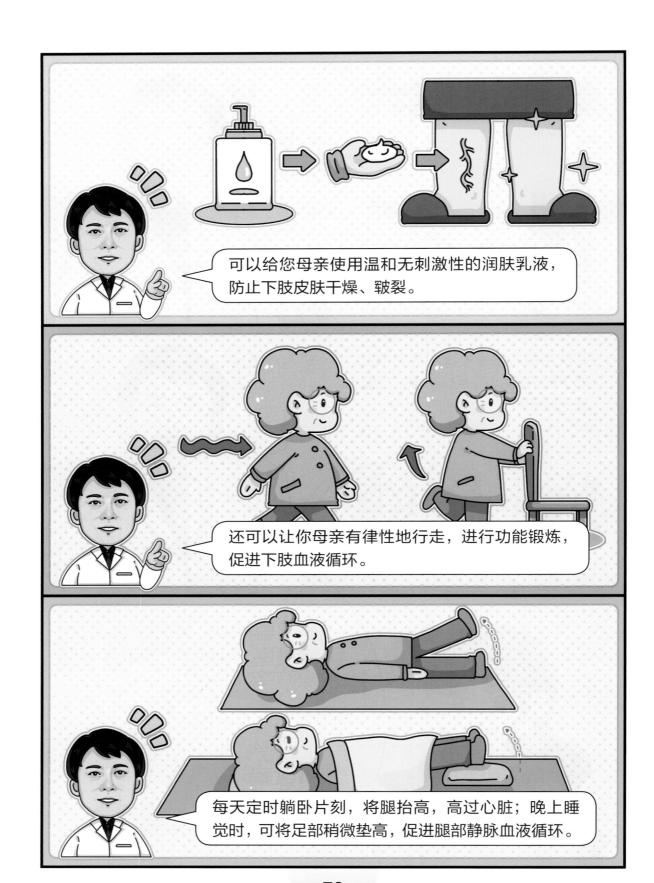

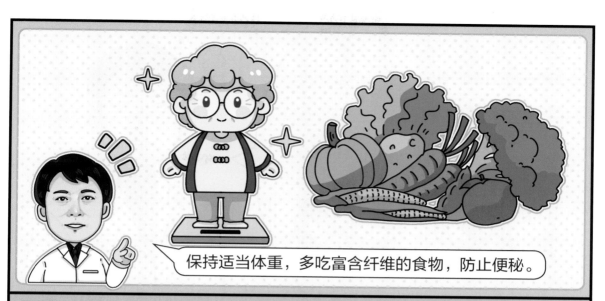

保持适当体重，多吃富含纤维的食物，防止便秘。

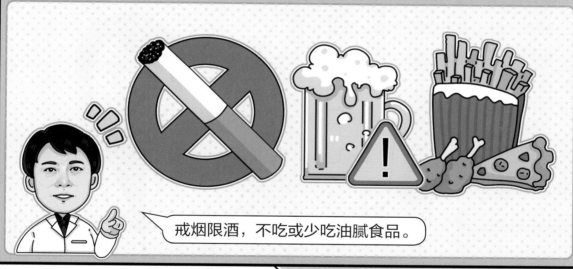

戒烟限酒，不吃或少吃油腻食品。

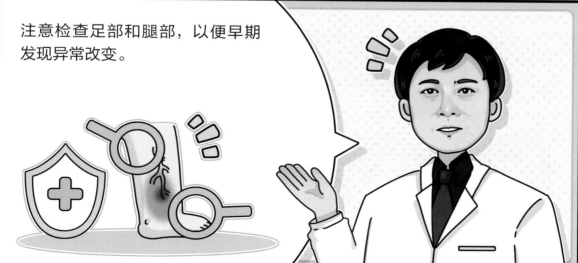

注意检查足部和腿部，以便早期发现异常改变。

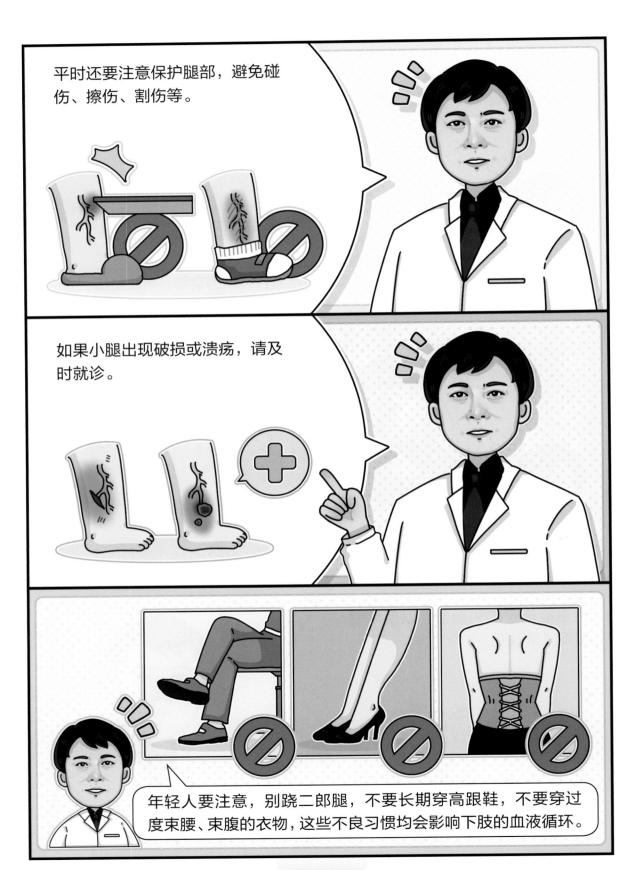

平时还要注意保护腿部，避免碰伤、擦伤、割伤等。

如果小腿出现破损或溃疡，请及时就诊。

年轻人要注意，别跷二郎腿，不要长期穿高跟鞋，不要穿过度束腰、束腹的衣物，这些不良习惯均会影响下肢的血液循环。

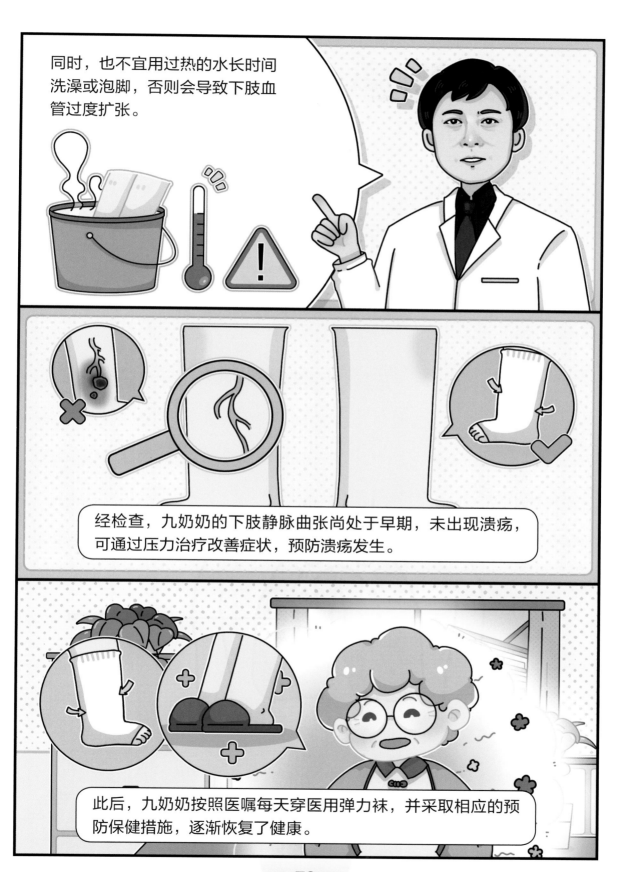

同时，也不宜用过热的水长时间洗澡或泡脚，否则会导致下肢血管过度扩张。

经检查，九奶奶的下肢静脉曲张尚处于早期，未出现溃疡，可通过压力治疗改善症状，预防溃疡发生。

此后，九奶奶按照医嘱每天穿医用弹力袜，并采取相应的预防保健措施，逐渐恢复了健康。

6

老年期

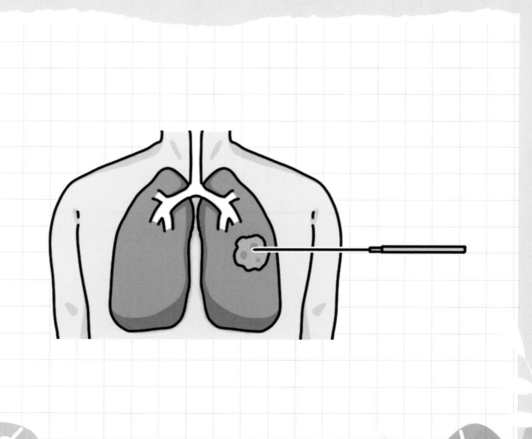

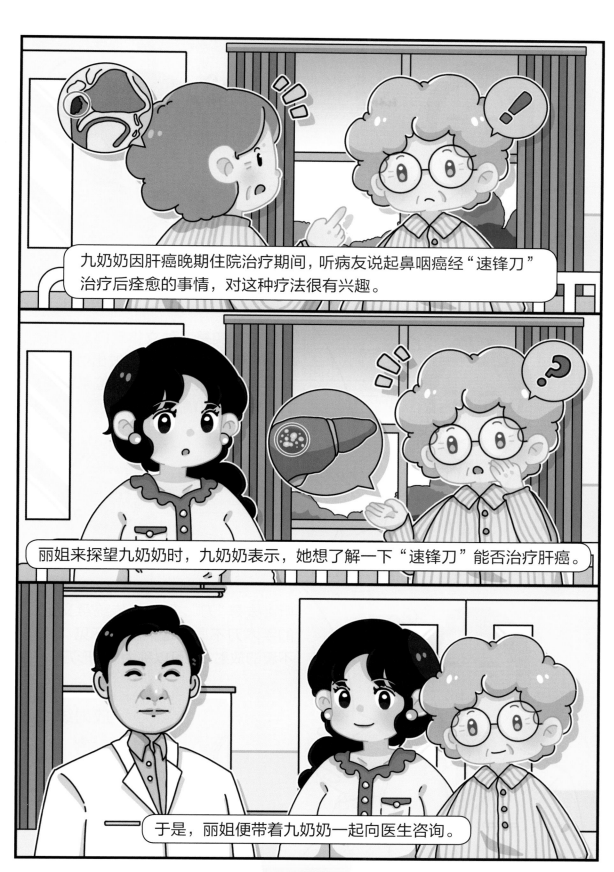

九奶奶因肝癌晚期住院治疗期间，听病友说起鼻咽癌经"速锋刀"治疗后痊愈的事情，对这种疗法很有兴趣。

丽姐来探望九奶奶时，九奶奶表示，她想了解一下"速锋刀"能否治疗肝癌。

于是，丽姐便带着九奶奶一起向医生咨询。

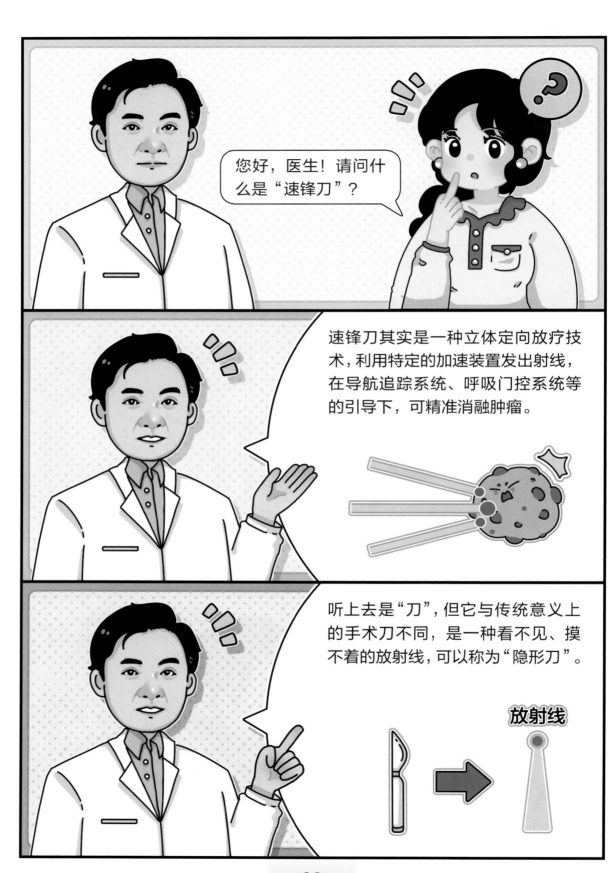

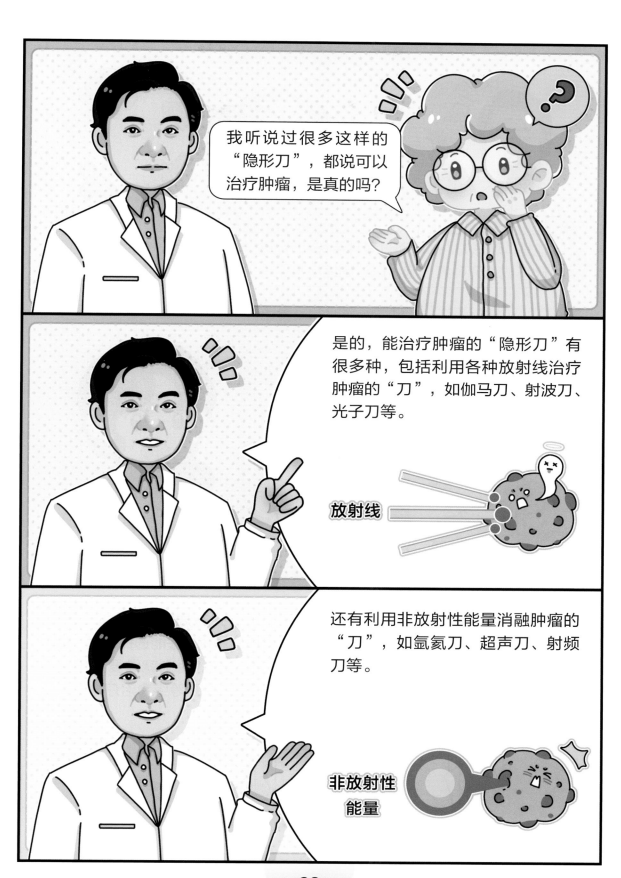

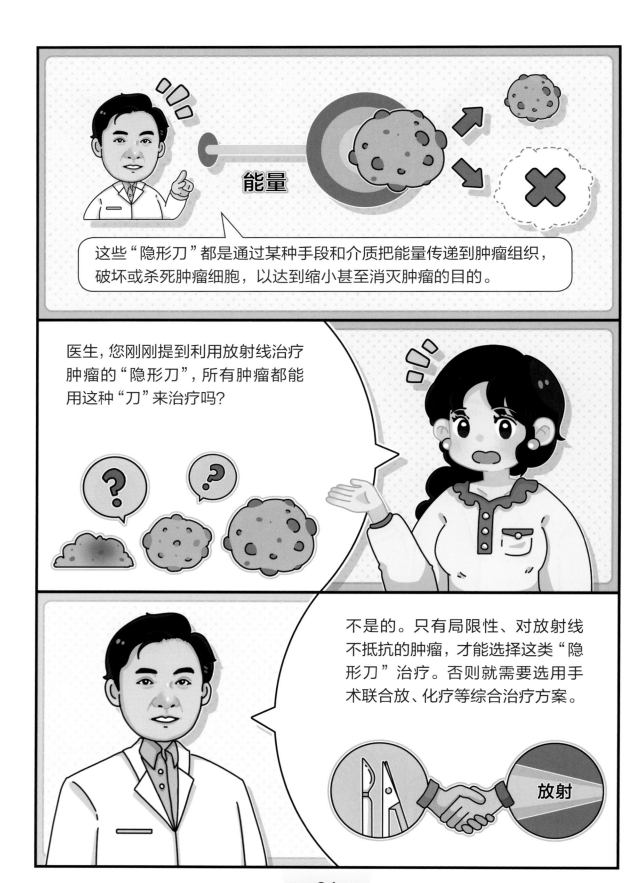

这些"隐形刀"都是通过某种手段和介质把能量传递到肿瘤组织，破坏或杀死肿瘤细胞，以达到缩小甚至消灭肿瘤的目的。

医生，您刚刚提到利用放射线治疗肿瘤的"隐形刀"，所有肿瘤都能用这种"刀"来治疗吗？

不是的。只有局限性、对放射线不抵抗的肿瘤，才能选择这类"隐形刀"治疗。否则就需要选用手术联合放、化疗等综合治疗方案。

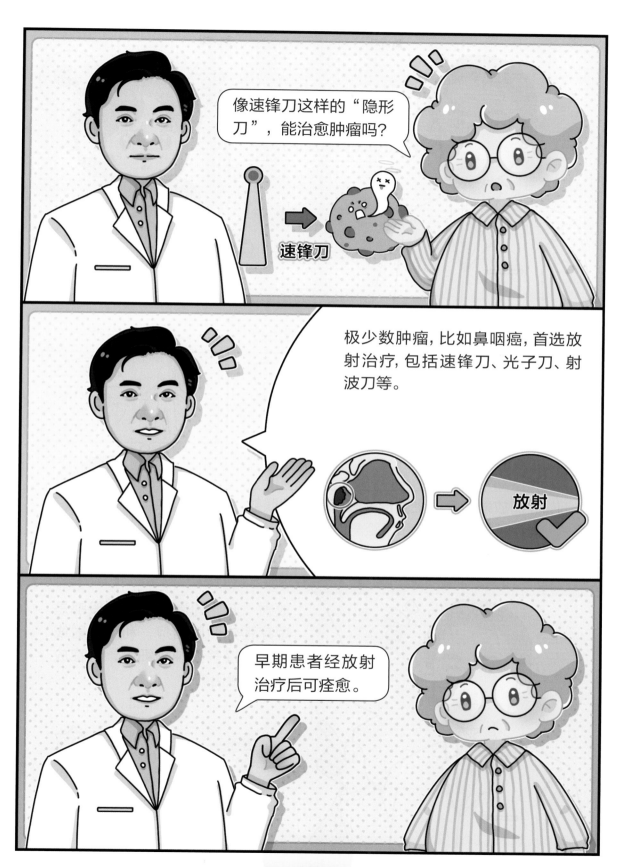

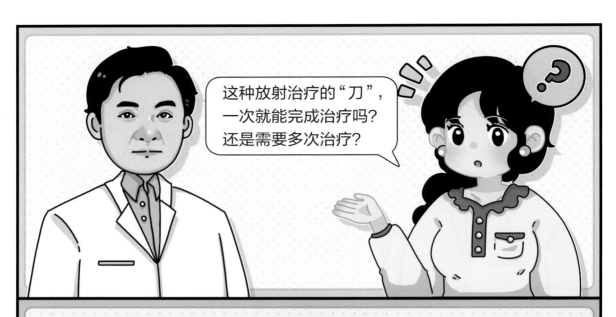

这种放射治疗的"刀"，一次就能完成治疗吗？还是需要多次治疗？

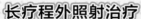
长疗程外照射治疗　　　短疗程外照射治疗　　　近距离治疗

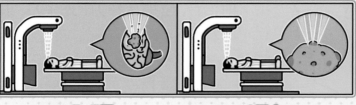

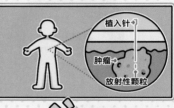
植入针
肿瘤
放射性颗粒

5~7周　　　　　　　2周内

肿瘤放射治疗的主要形式有长疗程外照射治疗、短疗程外照射治疗和近距离治疗。

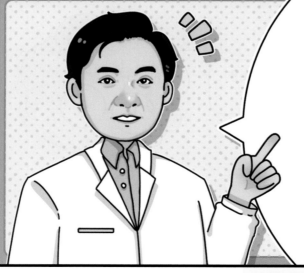

放射"刀"的治疗形式一般都是短疗程外照射治疗，利用放射线能量直接杀死肿瘤细胞，也称放射线消融治疗。

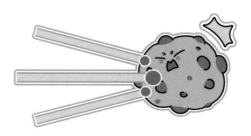

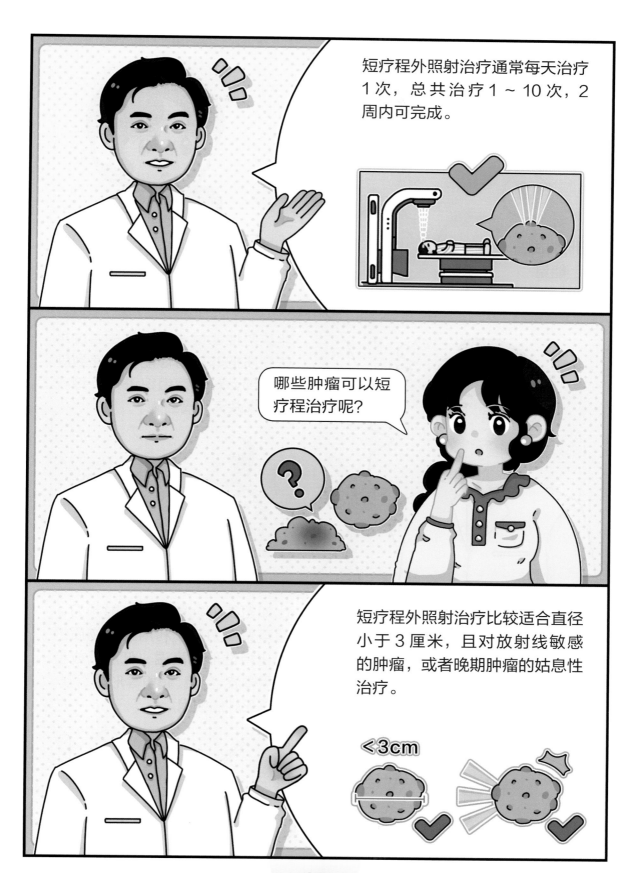

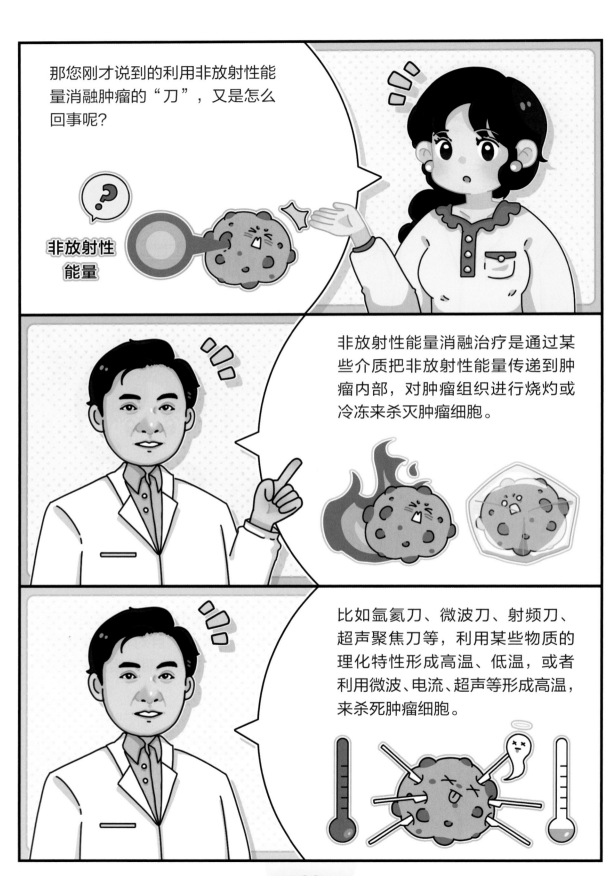

那您刚才说到的利用非放射性能量消融肿瘤的"刀"，又是怎么回事呢？

非放射性能量

非放射性能量消融治疗是通过某些介质把非放射性能量传递到肿瘤内部，对肿瘤组织进行烧灼或冷冻来杀灭肿瘤细胞。

比如氩氦刀、微波刀、射频刀、超声聚焦刀等，利用某些物质的理化特性形成高温、低温，或者利用微波、电流、超声等形成高温，来杀死肿瘤细胞。

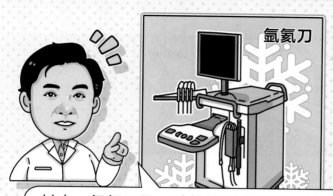
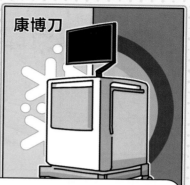

氩氦刀　康博刀

其中，氩氦刀是一种超低温冷消融系统；康博刀则为复合式冷热消融系统，既可进行热消融，又可进行冷消融。

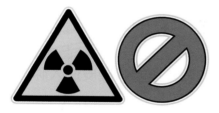

这种"隐形刀"没有辐射，对身体的伤害是不是比放射治疗的"隐形刀"更小呢？

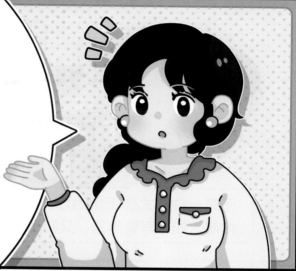

从辐射危害角度来讲，确实如此。不过，没有辐射的"隐形刀"大多需要通过介入方式进行治疗，属于微创手术。

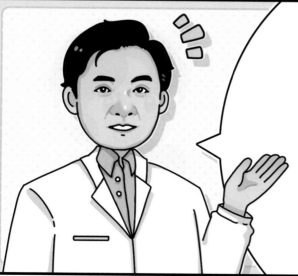

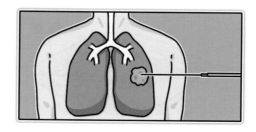

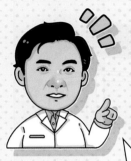
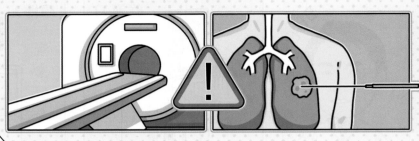

医生在 CT 或超声引导下，经皮穿刺，将消融"针"插入肿瘤内部。会有一定的损伤，也存在一定的手术风险。

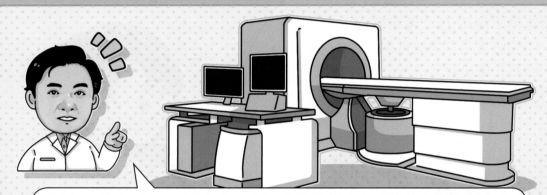

还有一种方式是无创治疗，应用专业的设备把能量透皮送入肿瘤内部，如超声聚焦刀，又称海扶刀。

原来这些"隐形刀"还有这么多讲究。有了这些"隐形刀"，很多肿瘤病人是不是不用开大刀了？

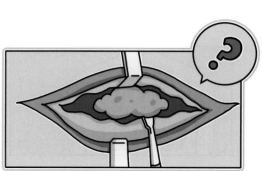
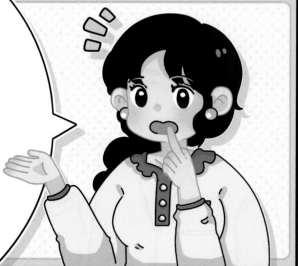

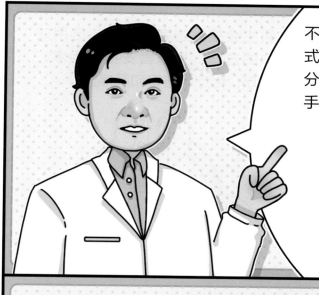

不是的。大部分实体肿瘤的首选治疗方式是外科手术切除，俗称"开大刀"。部分无法通过手术切除肿瘤或无法接受手术的患者，可选择"隐形刀"治疗。

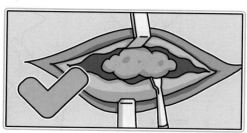

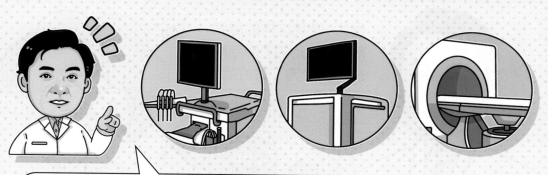

由于科学技术的迅速发展，各种新的治疗技术层出不穷，单靠一项"秘技"包打天下的时代一去不复返了。

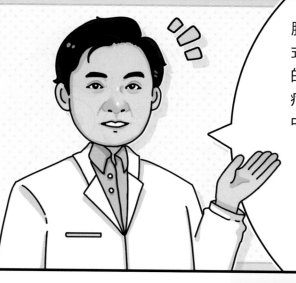

肿瘤治疗已经由比较单一的治疗方式，发展到了目前需要多学科协作的综合性治疗模式，包括手术、放疗、化疗、介入治疗、生物治疗及中医治疗等。

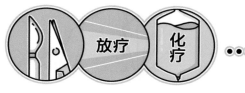

放疗　化疗

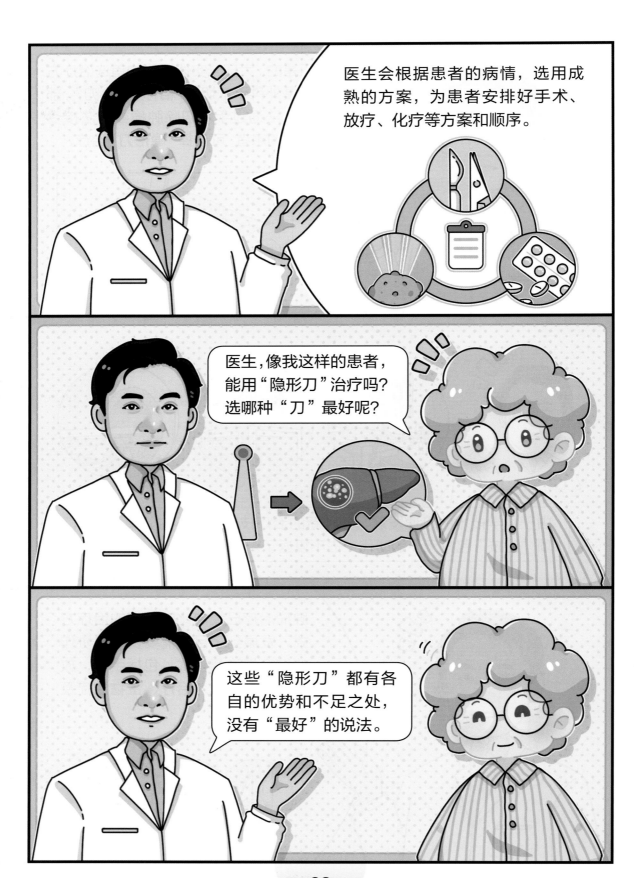

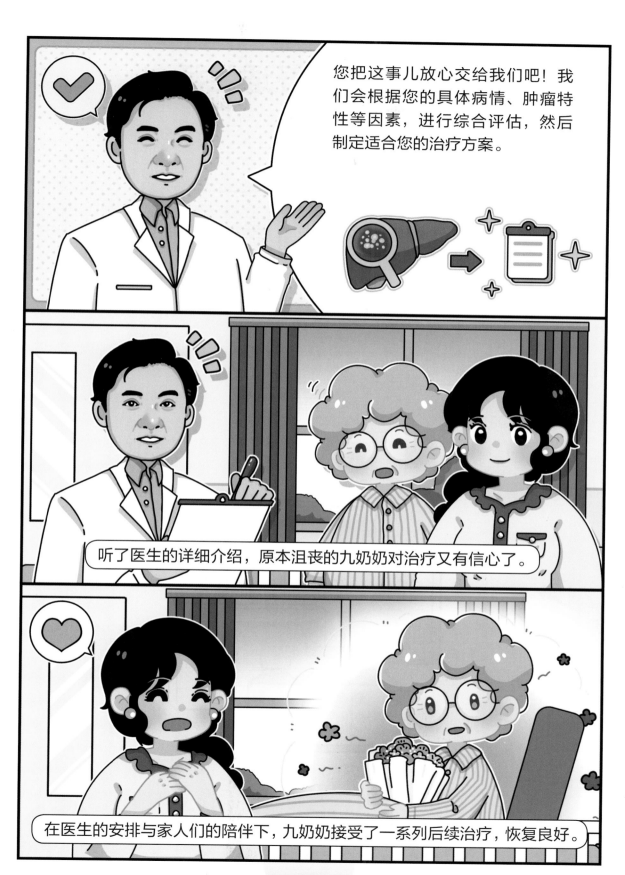

7

守护期

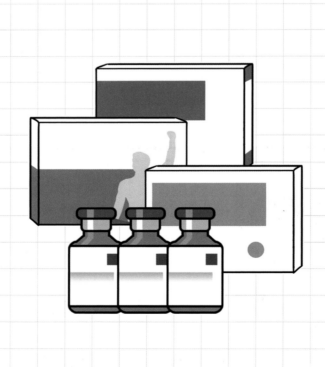

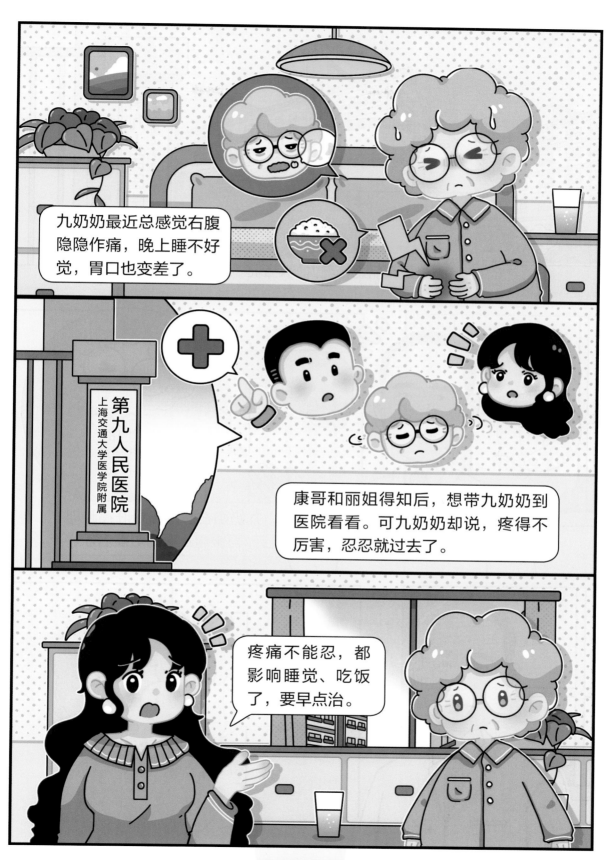

九奶奶最近总感觉右腹隐隐作痛，晚上睡不好觉，胃口也变差了。

第九人民医院
上海交通大学医学院附属

康哥和丽姐得知后，想带九奶奶到医院看看。可九奶奶却说，疼得不厉害，忍忍就过去了。

疼痛不能忍，都影响睡觉、吃饭了，要早点治。

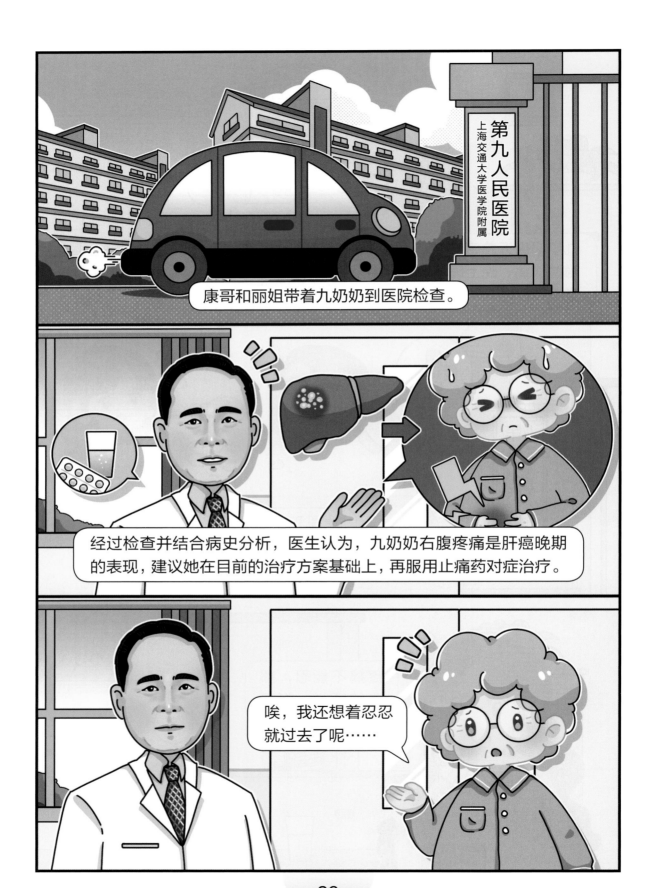

康哥和丽姐带着九奶奶到医院检查。

经过检查并结合病史分析，医生认为，九奶奶右腹疼痛是肝癌晚期的表现，建议她在目前的治疗方案基础上，再服用止痛药对症治疗。

唉，我还想着忍忍就过去了呢……

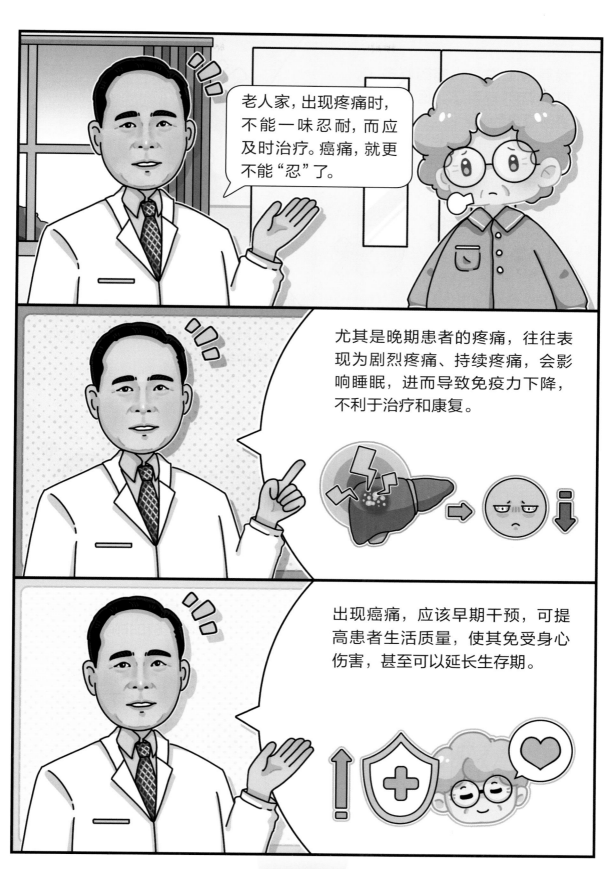

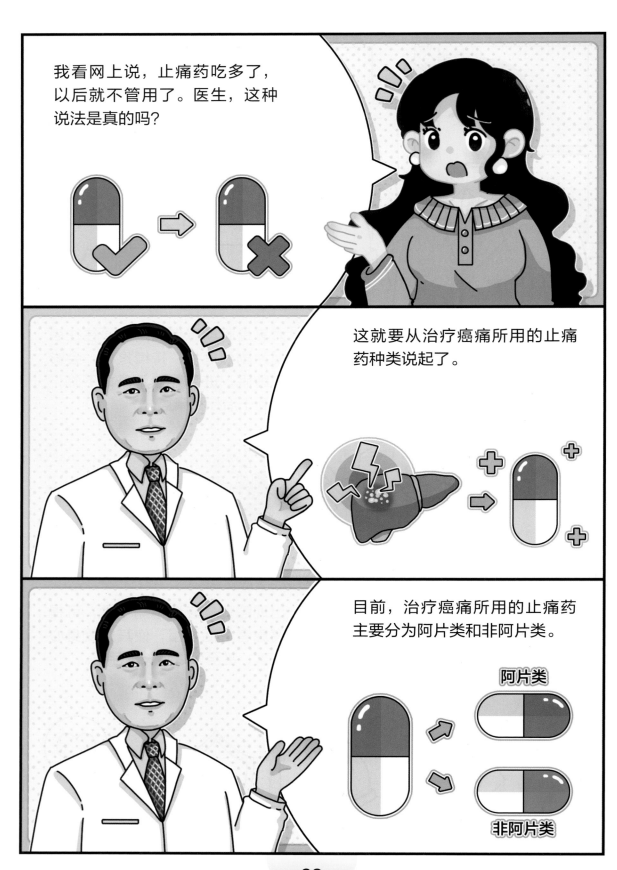

我看网上说，止痛药吃多了，以后就不管用了。医生，这种说法是真的吗？

这就要从治疗癌痛所用的止痛药种类说起了。

目前，治疗癌痛所用的止痛药主要分为阿片类和非阿片类。

阿片类

非阿片类

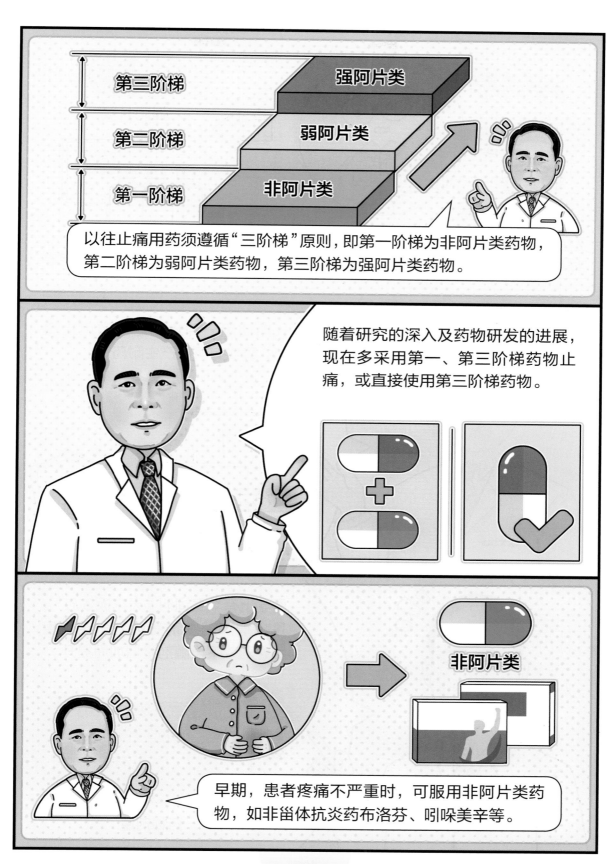

第三阶梯　强阿片类

第二阶梯　弱阿片类

第一阶梯　非阿片类

以往止痛用药须遵循"三阶梯"原则，即第一阶梯为非阿片类药物，第二阶梯为弱阿片类药物，第三阶梯为强阿片类药物。

随着研究的深入及药物研发的进展，现在多采用第一、第三阶梯药物止痛，或直接使用第三阶梯药物。

非阿片类

早期，患者疼痛不严重时，可服用非阿片类药物，如非甾体抗炎药布洛芬、吲哚美辛等。

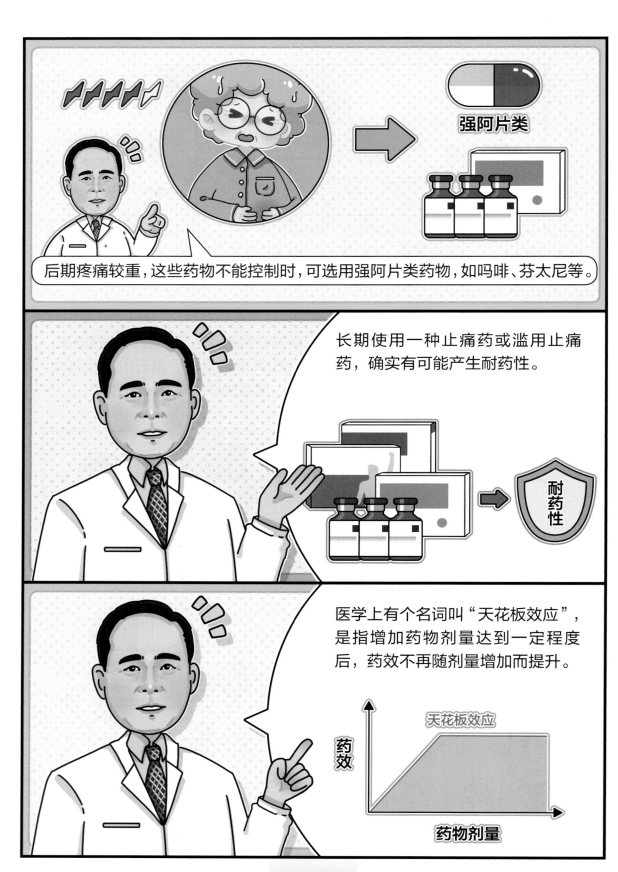

强阿片类

后期疼痛较重，这些药物不能控制时，可选用强阿片类药物，如吗啡、芬太尼等。

长期使用一种止痛药或滥用止痛药，确实有可能产生耐药性。

耐药性

医学上有个名词叫"天花板效应"，是指增加药物剂量达到一定程度后，药效不再随剂量增加而提升。

药效

天花板效应

药物剂量

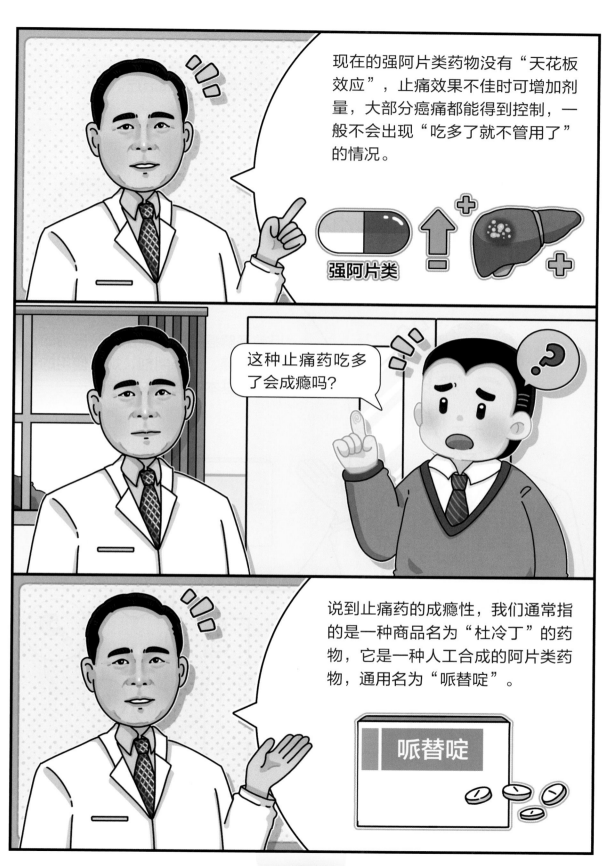

现在的强阿片类药物没有"天花板效应"，止痛效果不佳时可增加剂量，大部分癌痛都能得到控制，一般不会出现"吃多了就不管用了"的情况。

强阿片类

这种止痛药吃多了会成瘾吗？

说到止痛药的成瘾性，我们通常指的是一种商品名为"杜冷丁"的药物，它是一种人工合成的阿片类药物，通用名为"哌替啶"。

哌替啶

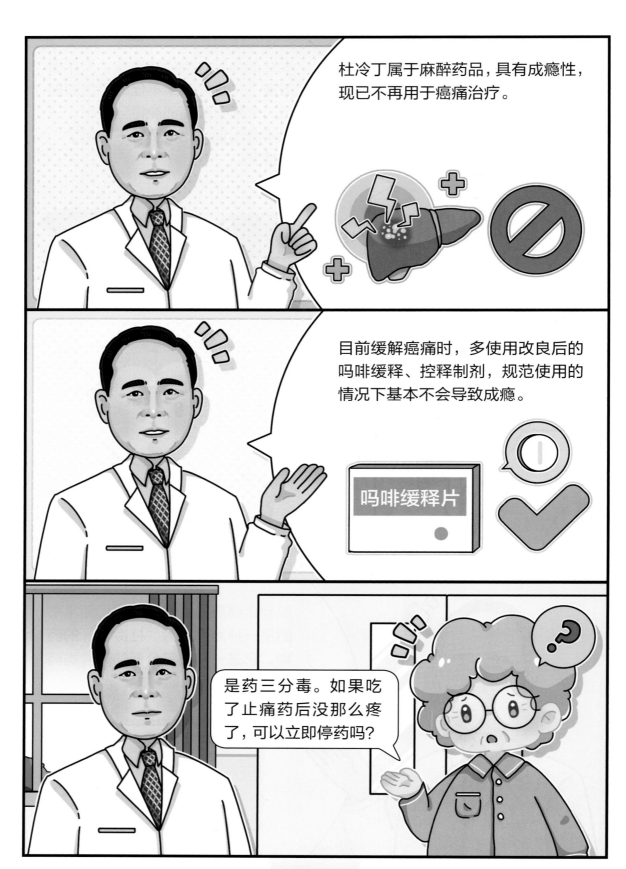

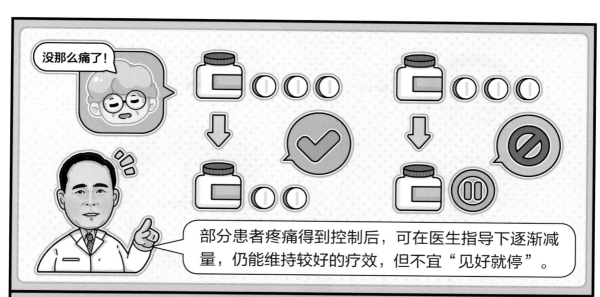

部分患者疼痛得到控制后，可在医生指导下逐渐减量，仍能维持较好的疗效，但不宜"见好就停"。

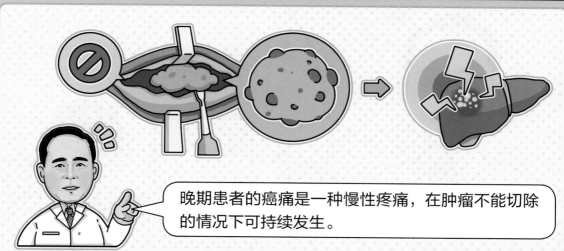

晚期患者的癌痛是一种慢性疼痛，在肿瘤不能切除的情况下可持续发生。

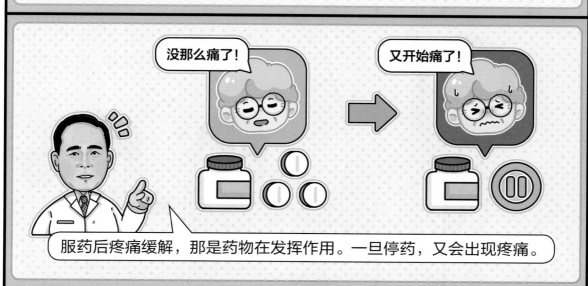

服药后疼痛缓解，那是药物在发挥作用。一旦停药，又会出现疼痛。

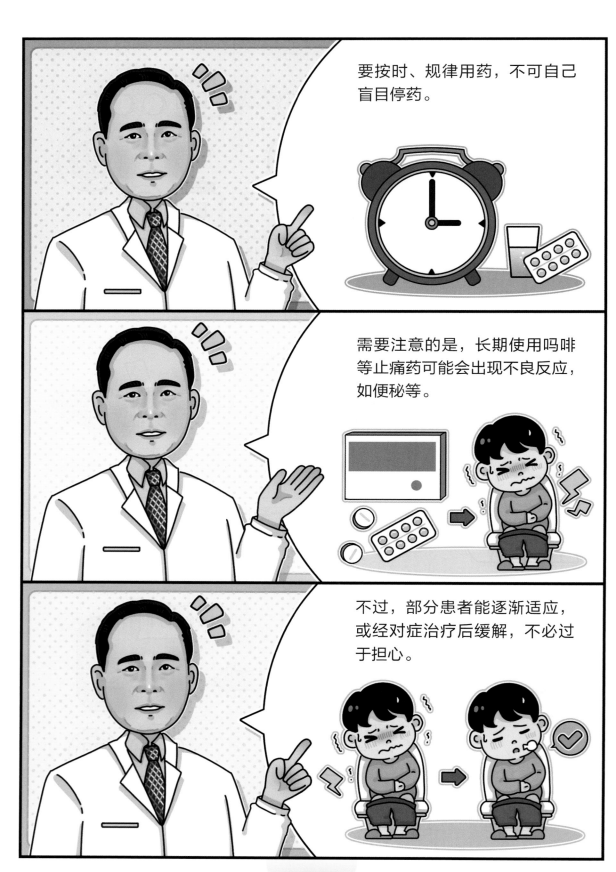

要按时、规律用药，不可自己盲目停药。

需要注意的是，长期使用吗啡等止痛药可能会出现不良反应，如便秘等。

不过，部分患者能逐渐适应，或经对症治疗后缓解，不必过于担心。

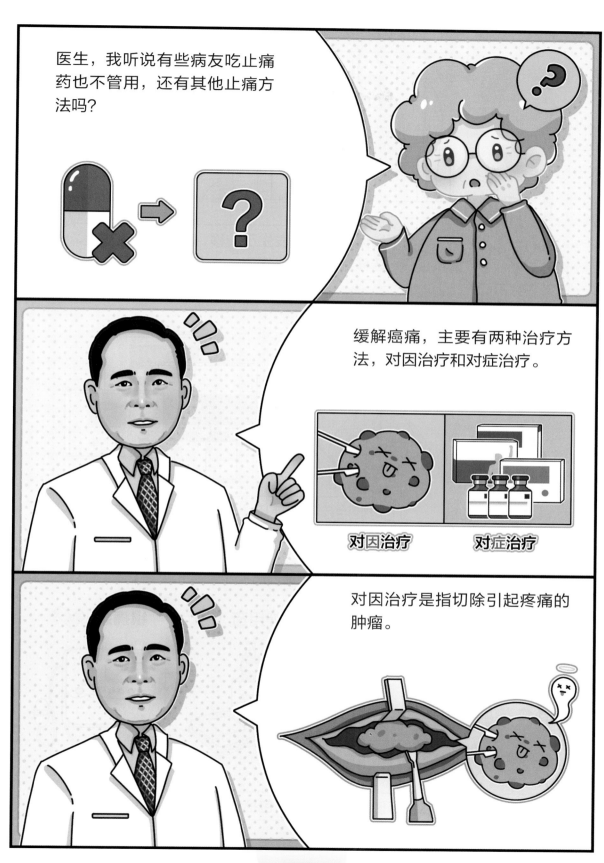

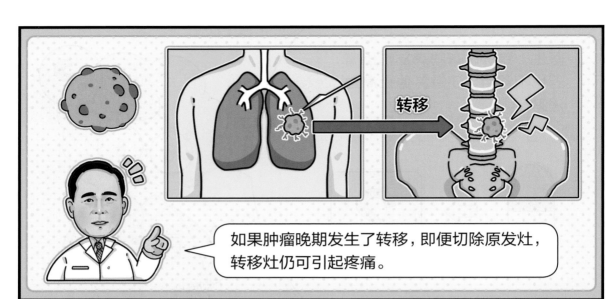

如果肿瘤晚期发生了转移，即便切除原发灶，转移灶仍可引起疼痛。

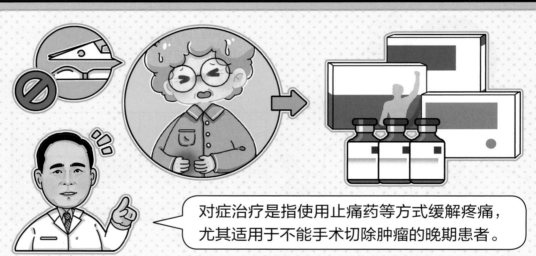

对症治疗是指使用止痛药等方式缓解疼痛，尤其适用于不能手术切除肿瘤的晚期患者。

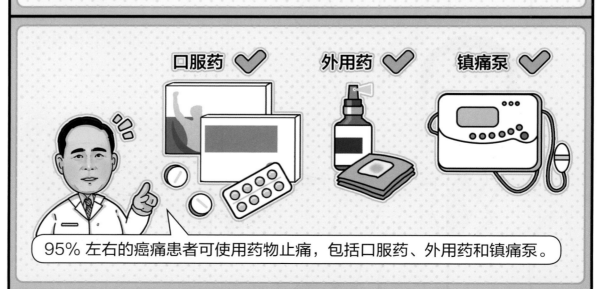

口服药 ✓　　外用药 ✓　　镇痛泵 ✓

95% 左右的癌痛患者可使用药物止痛，包括口服药、外用药和镇痛泵。

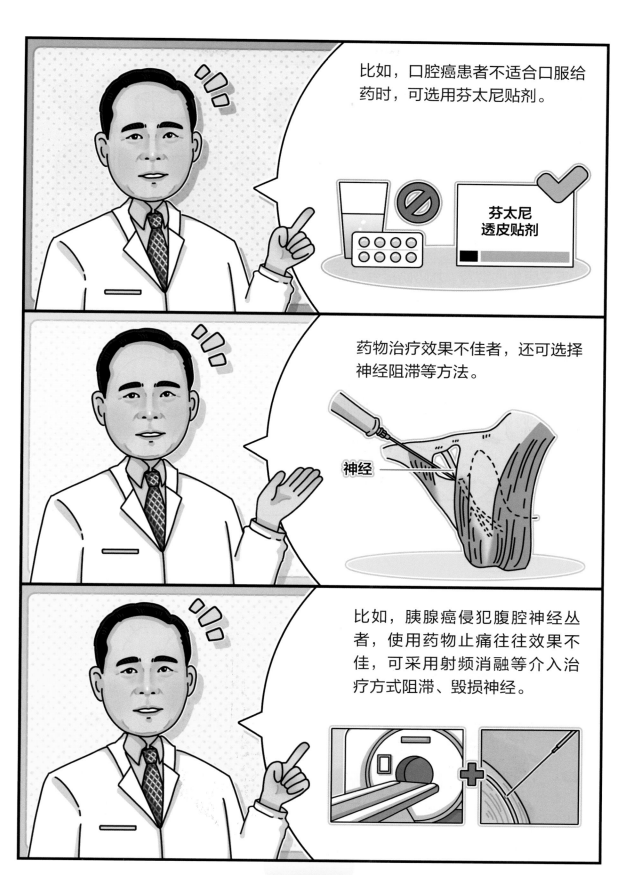

比如，口腔癌患者不适合口服给药时，可选用芬太尼贴剂。

芬太尼透皮贴剂

药物治疗效果不佳者，还可选择神经阻滞等方法。

神经

比如，胰腺癌侵犯腹腔神经丛者，使用药物止痛往往效果不佳，可采用射频消融等介入治疗方式阻滞、毁损神经。

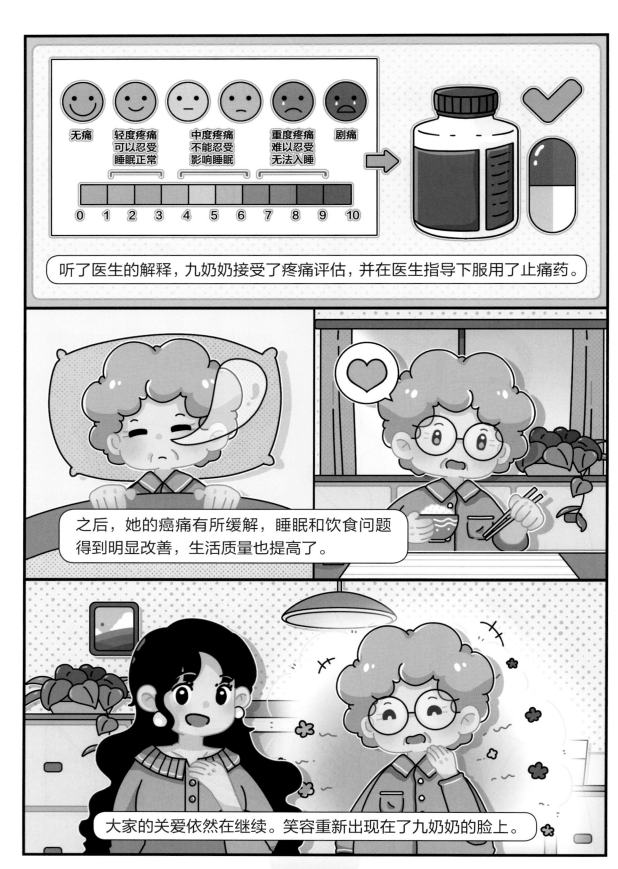

听了医生的解释，九奶奶接受了疼痛评估，并在医生指导下服用了止痛药。

之后，她的癌痛有所缓解，睡眠和饮食问题得到明显改善，生活质量也提高了。

大家的关爱依然在继续。笑容重新出现在了九奶奶的脸上。